Petersen
Natürlich zum Wunschkind

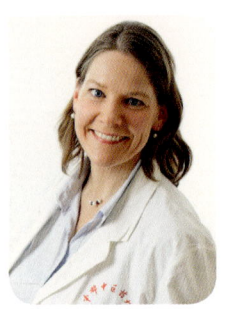

Dr. med. Dunja Petersen ist Ärztin. Sie hat sich in ihrer Praxis in Kiel auf Traditionelle Chinesische Medizin (TCM) spezialisiert und behandelt seit Jahren sehr erfolgreich vor allem Paare mit unerfülltem Kinderwunsch.

Durch ihre Zusammenarbeit mit Kinderwunschpraxen und -ärzten und ihre langjährige Ausbildung und Tätigkeit im Bereich der Traditionellen Chinesischen Medizin weiß Dunja Petersen, wie sie Paare während der Familienplanung wirksam unterstützen kann. Mit fundierter medizinischer Expertise und großem Einfühlungsvermögen behandelt sie ihre Patienten. Sie weiß: Es kann zu einer sehr großen Belastung für Paare werden, wenn der Kinderwunsch lange unerfüllt bleibt.

Die TCM unterstützt Sie individuell und wirksam dabei, Ihren Körper und Geist auf eine Schwangerschaft vorzubereiten.

Dr. med. Dunja Petersen

Natürlich zum Wunschkind

Die Fruchtbarkeit typgerecht anregen mit Traditioneller Chinesischer Medizin

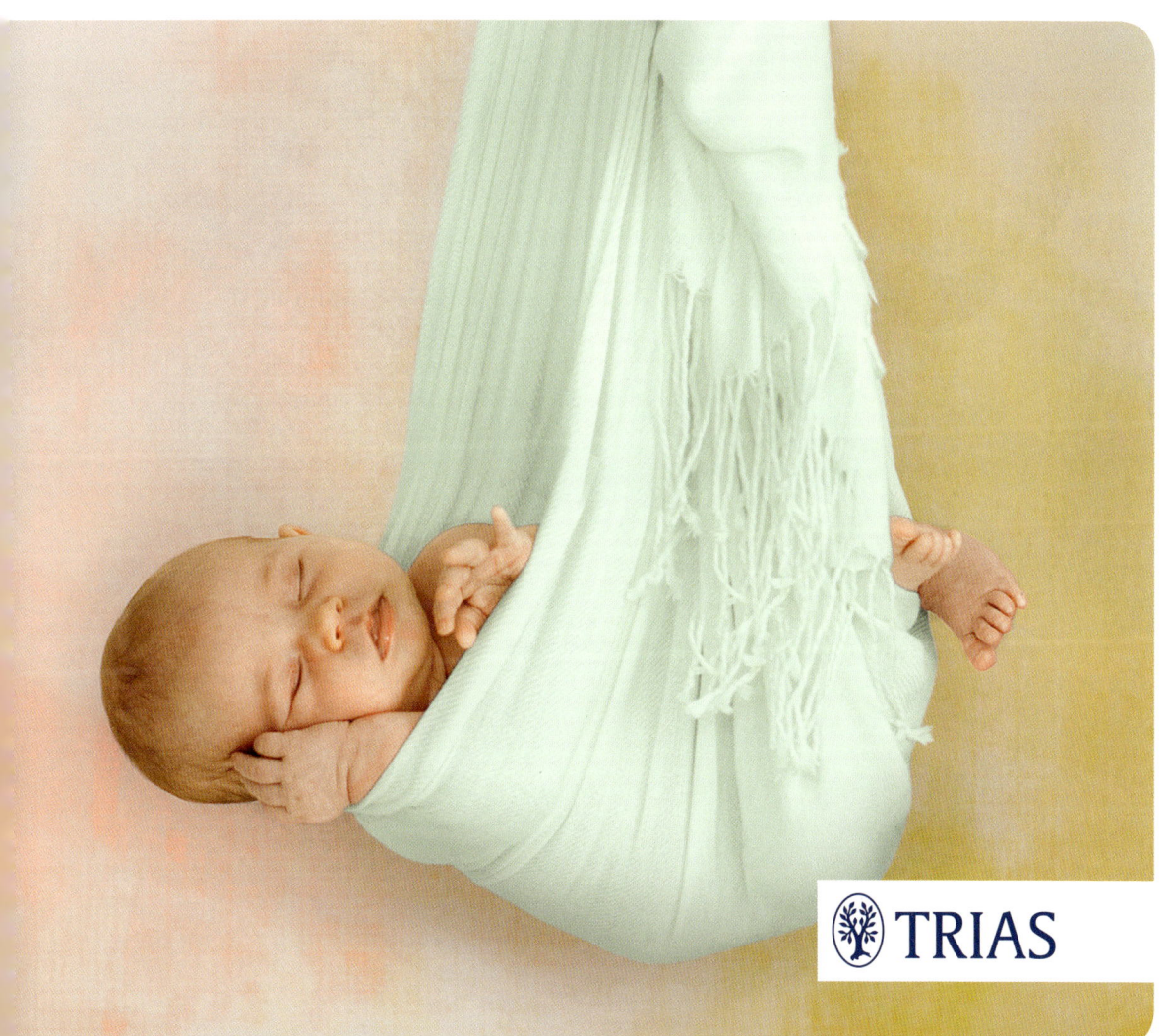

TRIAS

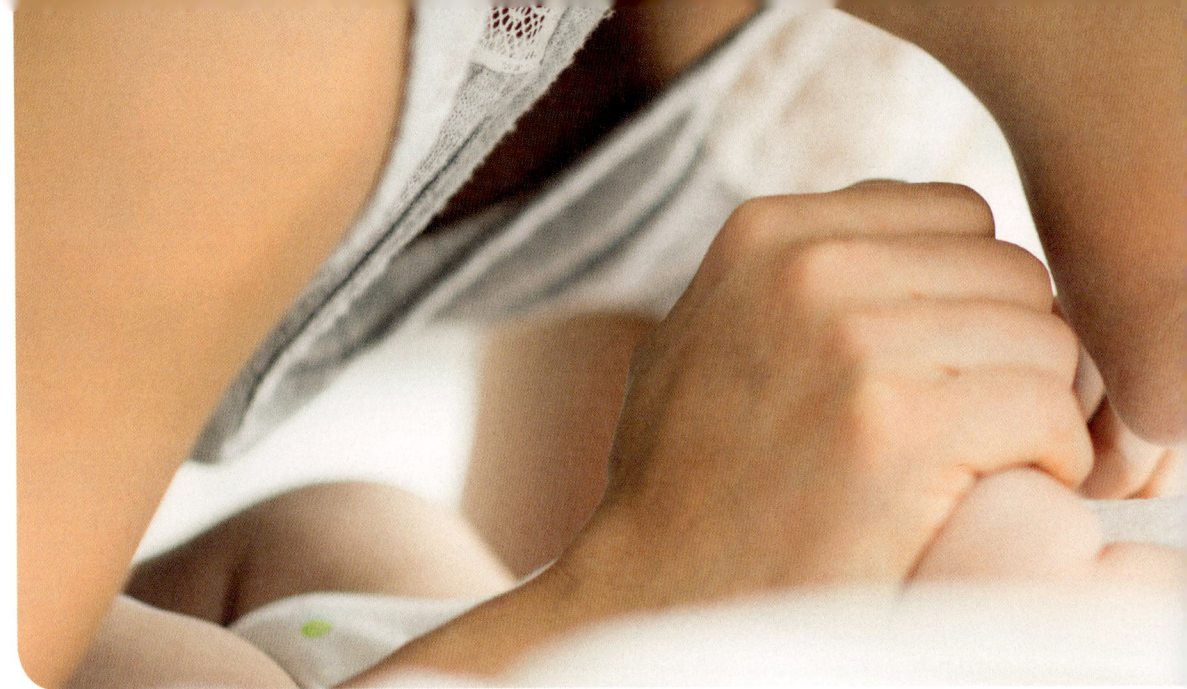

7	**Liebe Leserin, lieber Leser**

9 **Kinderwunsch aus ganzheitlicher Sicht**

10 **Natürlich zum Wunschkind mit TCM**
10 Kinderwunsch – ein zentrales Thema unserer Zeit
11 Der Ansatz der chinesischen Medizin
12 Das empfindliche Zusammenspiel der Hormone
14 Natürliche Familienplanung
14 Wie lässt sich der fruchtbarste Tag bestimmen?
17 Ist das Nest bereit?
20 Warum es sinnvoll ist, Ihre Hormone bestimmen zu lassen

24 **Wie steht es nun um Ihre 5 Elemente?**
25 Der 5-Elemente-Test
30 Ihre Test-Auswertung
30 So geht es weiter

33 **Wunschkind, ja natürlich!**
34 **Grundlagen der TCM**
34 Innere und äußere Faktoren beeinflussen die Gesundheit
35 Die beiden großen Theorien
39 Die Diagnostik der TCM
40 Störungen im Bereich der Fruchtbarkeit
40 Die Auswahl der passenden TCM-Behandlung
41 Westliche Diagnosen und was die TCM dazu sagt

46 **Selbstbehandlung mit Akupressur**
46 Akupunktur – Nadeln für Profis
48 Akupressur – optimal zur Selbstbehandlung
52 Akupressurpunkte zum Ausgleich der Elemente
63 Selbstmassage bei Kinderwunsch

68 **Behandlung mit Kräuterrezepturen**
68 Kräuterrezepturen, die Ihren Kinderwunsch unterstützen
70 So wirken chinesische Arzneimittel
73 Einzelkräuter mit Wirkung auf das Hormonsystem
80 Kräuterrezepturen für das Element Holz
81 Kräuterrezepturen für das Element Feuer
82 Kräuterrezepturen für das Element Erde
83 Kräuterrezepturen für das Element Metall
84 Kräuterrezepturen für das Element Wasser
85 Multitalent Ingwer

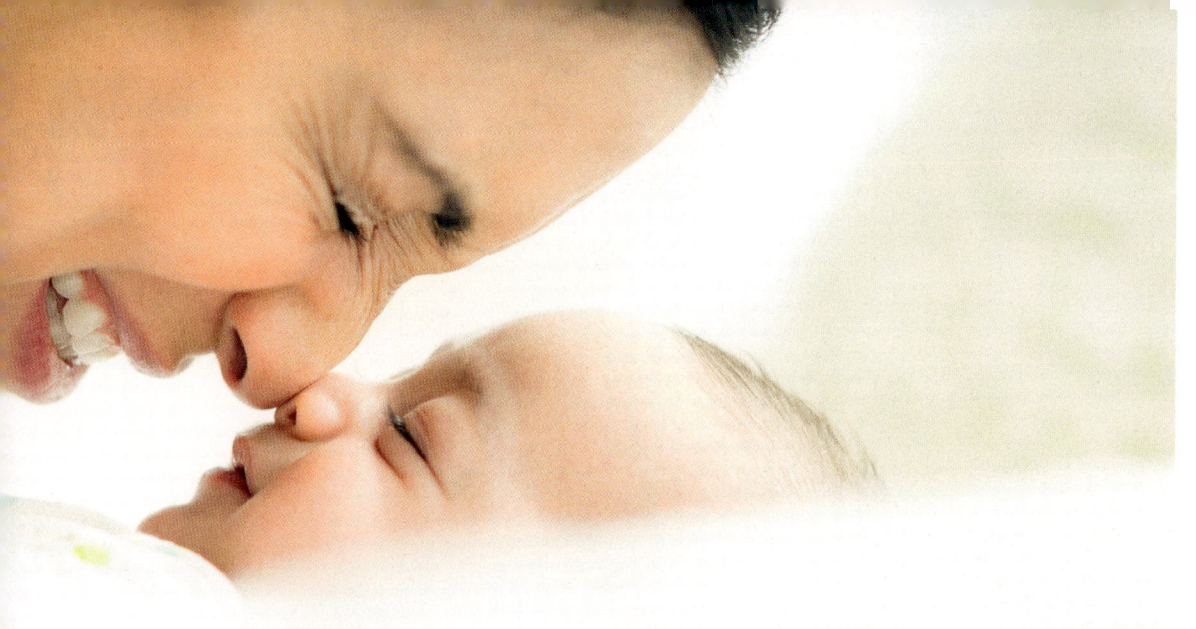

86	**Ernährung nach den 5 Elementen**	133	Qigong-Übungen für das Element Holz
86	Bestandteile der Ernährung nach TCM	135	Qigong-Übungen für das Element Feuer
86	Gekocht ist leichter verdaulich	136	Qigong-Übungen für das Element Erde
87	Nahrungsmittel, die Sie meiden sollten	138	Qigong-Übungen für das Element Metall
88	Wirkungsweise der Nahrungsmittel nach den 5 Elementen	140	Qigong-Übungen für das Element Wasser
88	Das Yin und Yang der Speisen	141	Entspannung und Stressreduktion

- 92 Ernährungstipps für das Element Holz
- 98 Ernährungstipps für das Element Feuer
- 107 Ernährungstipps für das Element Erde
- 110 Ernährungstipps für das Element Metall
- 115 Ernährungstipps für das Element Wasser

122 Bewegung und Fitness bei Kinderwunsch

- 122 Wie Fitness und Hormone zusammenhängen
- 123 Trainieren Sie im optimalen Pulsbereich
- 124 Fit werden mit Krafttraining
- 124 Ausdauertraining zur Steigerung der Fitness
- 126 Mind-Body-Medizin
- 126 Selbsthilfe durch Qigong
- 129 Die besten Qigong-Übungen für alle

151 TCM und künstliche Befruchtung

- 152 **TCM zur Unterstützung bei künstlicher Befruchtung**
- 153 Häufigste Verfahren in der Kinderwunsch-Praxis
- 154 Wo TCM bei künstlicher Befruchtung helfen kann

160 Service

- 160 **Bücher, die weiterhelfen**
- 160 **Hier finden Sie geeignete Therapeuten**
- 160 **TCM-Praxis und Blog der Autorin**

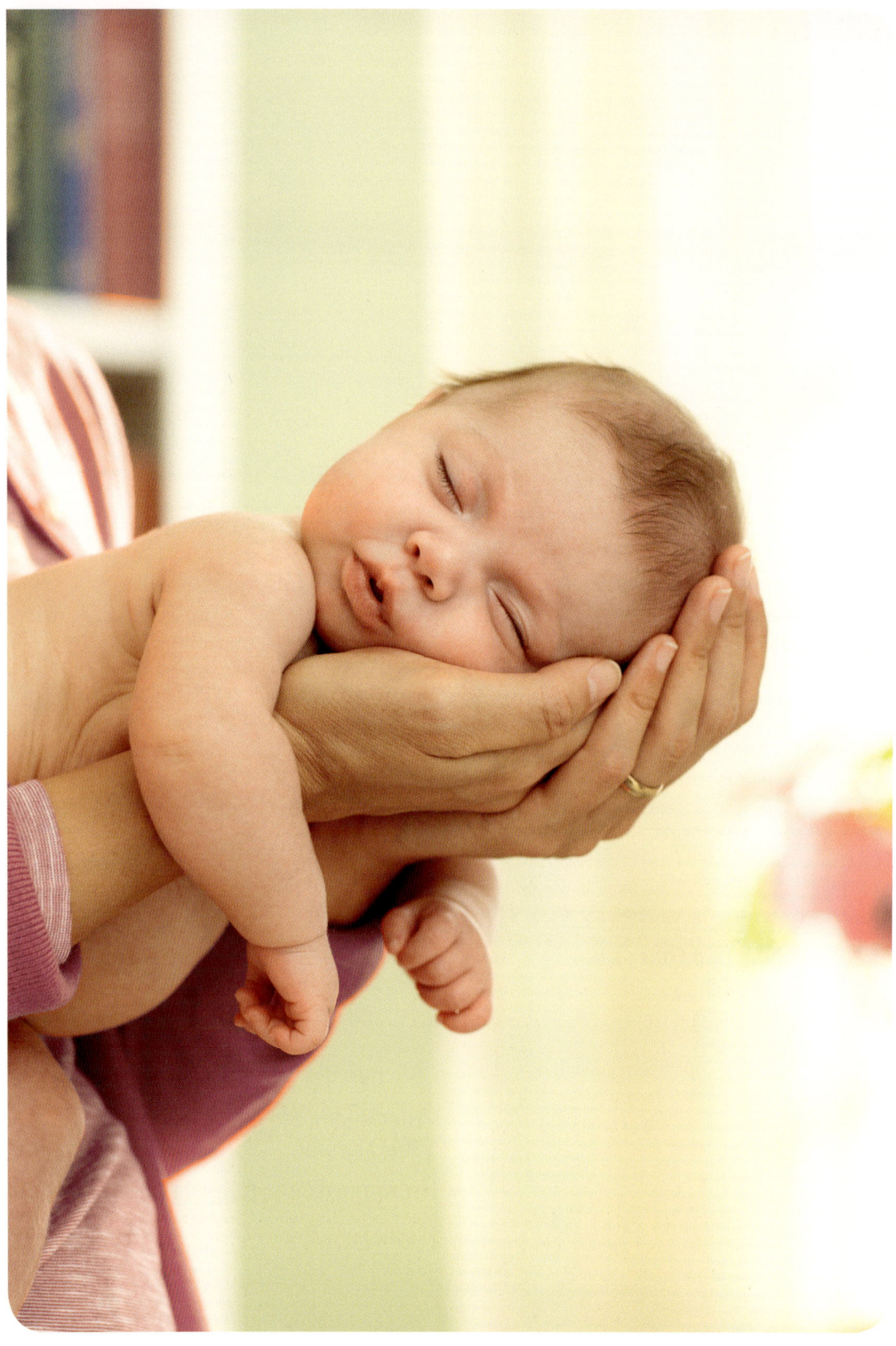

Liebe Leserin, lieber Leser,

ist Kinderwunsch nicht eine »moderne« Erscheinung, auf die die Konzepte früherer Generationen wohl kaum eine Antwort haben? Nein! Ungewollte Kinderlosigkeit ist tatsächlich schon seit Jahrhunderten ein Thema der verschiedenen Medizin-Richtungen in China und in unserer westlichen Welt. Neu sind in der heutigen Zeit vor allem die wachsende Anzahl Betroffener und die immer breiter gefächerten Methoden der modernen Reproduktionsmedizin.

Einige Paare haben bereits einen Grund für ihre verminderte Fruchtbarkeit diagnostiziert bekommen, bei anderen finden sich keine schulmedizinischen Ursachen für die Kinderlosigkeit. Mit Hilfe ganzheitlicher Verfahren kann aus meiner Sicht, auch durch die Patienten selbst, sehr viel getan werden, um dem Wunschkind näher zu kommen. Manches ist Ihnen möglicherweise schon bekannt und entstammt nicht unbedingt der Traditionellen Chinesischen Medizin (TCM), und das wenigste ist ausgesprochen exotisch. Dennoch können diese Verfahren Ihre Chancen deutlich erhöhen!

Die TCM arbeitet erfolgreich mit sehr alten Verfahren zur Stärkung und Heilung von Körper und Geist, die im Laufe der Zeit immer wieder angepasst und verbessert wurden. Im Mittelpunkt stehen die ganzheitliche Betrachtung des Menschen als Individuum und die darauf aufbauende abgestimmte Anregung und Stärkung der körpereigenen Energien und Heilkräfte mit Hilfe verschiedener Therapieformen, wie Akupressur und Massage, Kräutermedizin, typgerechter Ernährung sowie Bewegungs- und Achtsamkeitsmethoden.

Viele Menschen hadern aus unterschiedlichsten Gründen mit den modernen Verfahren, wünschen sich sanftere und natürliche Methoden oder haben erfolglose Versuche hinter sich. Diesen wachsenden Bedarf sehe ich in meiner Praxis, in der ich viele zum Teil bereits entmutigte Paare auf ihrem Weg zum Wunschkind unterstützen konnte. Ich wünsche mir, dass dieses Buch auch Ihnen hilft, Ihren großen Wunsch, ein Baby zu bekommen, in Erfüllung gehen zu lassen.

Dr. med. Dunja Petersen

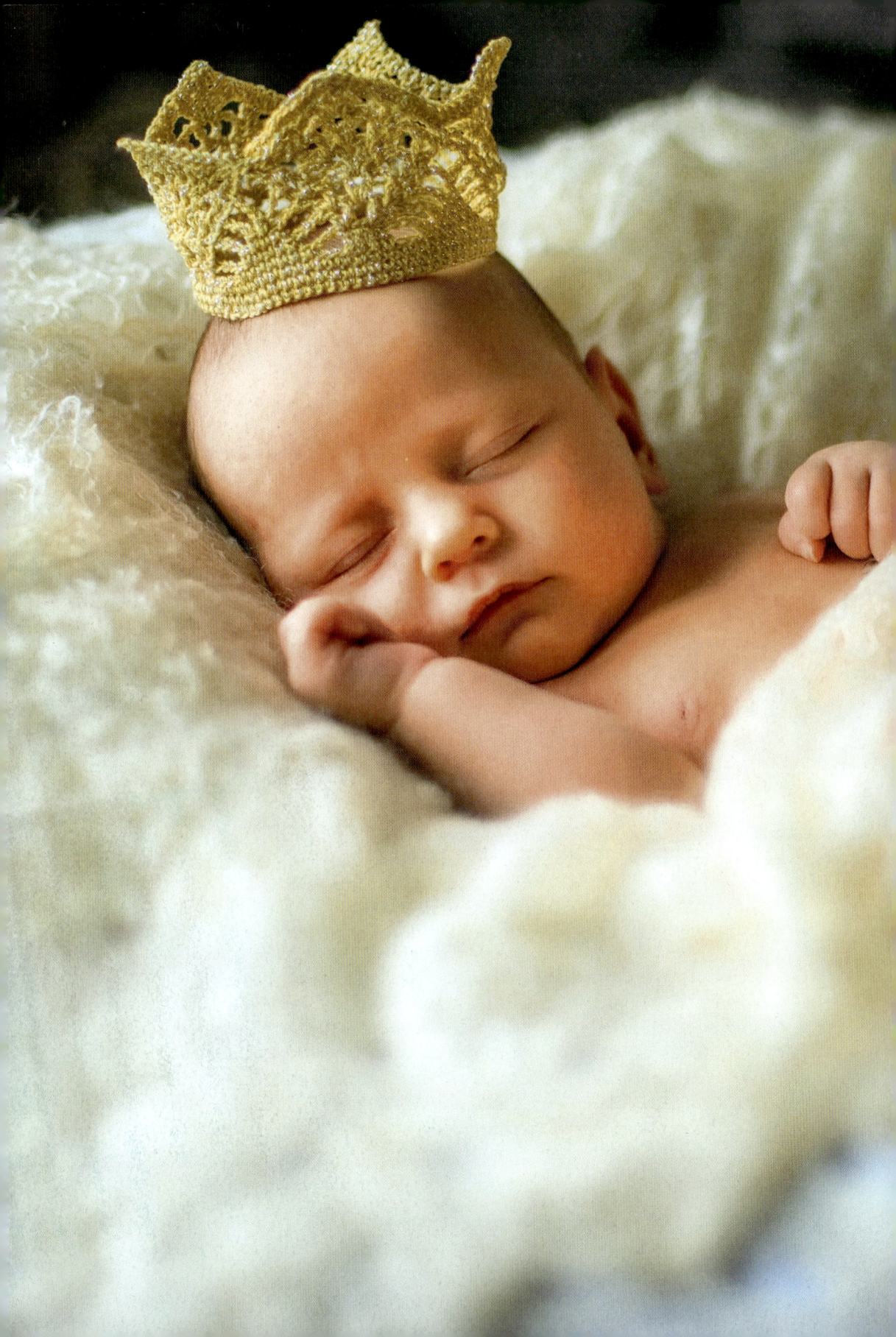

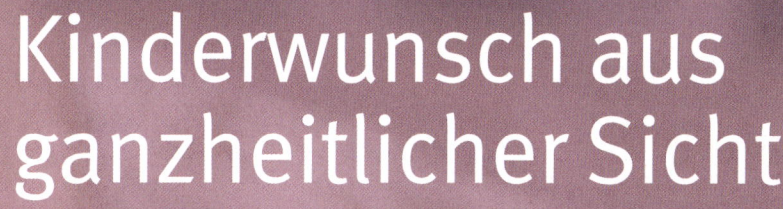

Kinderwunsch aus ganzheitlicher Sicht

Auf ein Kind zu hoffen ist aufregend und schön. Wenn es nach einiger Zeit immer noch nicht unterwegs ist, sollte umfassend nach den Ursachen gesucht werden.

Natürlich zum Wunschkind mit TCM

Auch ganzheitlich wirkende Methoden können die Zeugungsfähigkeit verbessern. Sie stellen somit eine interessante Alternative zur Schulmedizin dar.

Wenn es in einem Alter unter 30 Jahren trotz aller Versuche innerhalb von zwei Jahren mit der Schwangerschaft nicht klappen will, kann das verschiedene Ursachen haben. Beide Partner sollten sich von einem Gynäkologen oder Urologen untersuchen lassen, denn nachweislich liegen die Ursachen für ungewollte Kinderlosigkeit zu gleichen Teilen bei den Partnern. Ist man schon »älter«, hat man nicht viel Zeit zu verlieren und sollte sich zügiger mit der Verbesserung der eigenen Chancen beschäftigen.

Kinderwunsch – ein zentrales Thema unserer Zeit

Für viele Paare ist es zunächst wichtig zu wissen, wann im Zyklus der Frau die Spermien und eine »frisch«-gesprungene Eizelle aufeinandertreffen sollten, um ein Kind zu zeugen. Dieser Zeitpunkt wird umso wichtiger, je älter das Paar und vor allem die Frau ist, denn grundsätzlich wird die Fruchtbarkeit vor allem vom Alter begrenzt. In den letzten 40 Jahren ist das Durchschnittsalter bei der ersten Geburt einer Frau von 23 auf 30 Jahre angestiegen und heutzutage beginnen viele Frauen erst nach dem 30. Lebensjahr mit der Familienplanung. Eine verringerte Fruchtbarkeit aufgrund des Alters betrifft bereits jedes siebte Paar, das sich in Deutschland ein Kind wünscht.

Andere Paare haben vielleicht bereits eine Diagnose erhalten, die die geringere Fruchtbarkeit erklärt, wie beispielsweise eine schlechtere Spermienqualität (Mengen, Fehlbildungen, Beweglichkeit) oder ein fehlender Eisprung im Zyklus, Endometriose, Polyzystische Ovarien (PCO-Syndrom) oder andere Ursachen, die die Chancen auf eine Schwangerschaft verringern.

Statistiken zeigen, dass zurzeit etwa zwei Millionen Paare in Deutschland ungewollt kinderlos sind. In 30–40 % der Fälle liegen die Ursachen ausschließlich bei der Frau, in anderen 30–40 % beim Mann und in ca. 35 % der Fälle ist die Ursache unbekannt. Kom-

chen können. Sie lernen Messmethoden für den optimalen Zeitpunkt, die beste Ernährung bei Kinderwunsch, wirkungsvolle Akupressurpunkte und Heilkräuter sowie Bewegungs- und Entspannungsverfahren zur Verbesserung der Fruchtbarkeit kennen.

Der Ansatz der chinesischen Medizin

Die chinesische Medizin betrachtet den Menschen aus einem anderen Blickwinkel als die moderne Schulmedizin. Die Begriffe »Yin« und »Yang«, »Qi« und »Blut«, »Lebensfeuer« und »-wasser« aus der TCM beschreiben übergeordnete Konzepte, die die Gesundheit und Lebensqualität eines Menschen mitbestimmen und auch grundlegend für die Fruchtbarkeit sind. Wo diese Substanzen und Energien fehlen oder im Ungleichgewicht sind, ist eine Schwangerschaft eher ein glücklicher Zufall. Aus Sicht eines Therapeuten für chinesische Medizin gilt es, diese Grundlagen auszugleichen und entsprechend zu stärken, damit Fruchtbarkeit und Einnistung verbessert werden.

men ein oder mehrere Faktoren und ein erhöhtes Alter der Frau (ab dem 35. Lebensjahr nimmt die Fruchtbarkeitskurve deutlich ab) zusammen, dann sinkt die Wahrscheinlichkeit, ein Kind auf natürliche Weise zu zeugen, sehr deutlich.

Unerfüllter Kinderwunsch ist ein Thema unserer Zeit. Die wachsende Anzahl Betroffener, die ihrer Hoffnung auf die Sprünge helfen wollen, nimmt zu. Ein Weg sind die hormonelle Stimulation und die moderne Reproduktionsmedizin, ein anderer Weg ist, die natürliche Fruchtbarkeit zu unterstützen, ein dritter Weg ist die Kombination beider Verfahren.

Heutzutage steht eine Reihe von natürlichen Behandlungsmethoden zur Verfügung, mit deren Hilfe in vielen Fällen die Chancen auf eine Schwangerschaft verbessert werden können.

In diesem Buch finden Sie viele Informationen, mit deren Hilfe Sie dies selbst errei-

Mittlerweile wird in einigen Fruchtbarkeitszentren Akupunktur zur Unterstützung der Follikelreifung (Eizell-Reifung) und der Einnistung angeboten. Auch beim Mann kann eine Verbesserung der Spermienqualität erreicht werden. Viele wissenschaftliche Studien belegen diese Effekte durch Akupunktur im Rahmen der künstlichen Befruchtung. Es liegt nahe, dass auch Paaren, die auf natürlichem Wege ein Kind zeugen möchten, Akupunktur helfen kann. In diesem Buch erhalten Sie daher einen Überblick über die Akupunktur- und Akupressurpunkte, deren Stimulation die Fruchtbarkeit unterstützen kann. Darüber hinaus lassen sich auch viele andere Beschwerden, die den Körper belasten, durch Akupressur oder andere TCM-Methoden bessern oder auflösen. Eine Verbesserung von Energieflüssen des Körpers erreicht man mithilfe von Akupunktur oder Akupressur relativ schnell. Geht es jedoch um tief greifende energetische Verschiebungen, die auch die Körpersäfte betreffen, werden meist drei Monate für eine Behandlung angesetzt. Mit Akupressur allein kommt man dann meist nicht weit genug. Die Kräutermedizin ist die wichtigere Therapiesäule, wenn hormonelle Regulationsstörungen und andere innere Krankheiten gebessert werden sollen. Die optimale Versorgung mit Vitaminen, Spurenelementen und Mineralien ist in der Kinderwunschzeit sehr wichtig. Insbesondere wenn starke Belastungen auf den Menschen einwirken oder der Körper durch andere Einflüsse geschwächt und erschöpft ist, sollte man die Tipps aus dem Bereich der Ernährungslehre lesen und typgerecht umsetzen. Leider ist starkes Übergewicht eindeutig mit geringerer Fruchtbarkeit und erhöhten Abortraten verbunden, aber auch starkes Untergewicht (Seite 120) ist ungünstig. Zum Zeitpunkt der Befruchtung und besonders der Einnistung (Tag 6–8 nach der Befruchtung) ist es ideal, wenn die Frau ganz besonders entspannt ist und die Fähigkeit zur Entspannung bereits vorher trainiert hat. Zur Entspannung können Wellness-Massagen helfen, aber vor allem Qigong und andere sogenannte Mind-Body-Verfahren wie Yoga oder Autogenes Training. In diesem Buch ist jedem der genannten Therapieverfahren ein Kapitel mit Anleitungen zur Selbstbehandlung gewidmet. Sie finden dort zu jedem der 5 Elemente (die Sie mit Hilfe des 5-Elemente-Tests (Seite 24) bestimmen können) sorgfältig ausgewählte Übungen und Tipps, die Ihren Kinderwunsch unterstützen und Ihnen beim Schwangerwerden helfen können.

Lebensgewohnheiten beeinflussen die Fruchtbarkeit

Emotionale oder körperliche Belastung bei Paaren, bei denen der Kinderwunsch schon länger die Sexualität bestimmt, führt zu weiteren Ungleichgewichten im Körper. Daher ist es für die Partner wichtig, ihre Beziehung zu pflegen und sich selbst und gegenseitig Gutes zu tun. Im Ratgeber-Teil finden Sie hierzu einige Tipps sowie eine Fruchtbarkeitsmassage (Seite 63), die Sie allein oder gemeinsam machen können. Auch eine Änderung der Lebensgewohnheiten oder erhöhte Achtsamkeit tragen zur Verbesserung der Fruchtbarkeit bei, etwa die Einschränkungen bei Genussmitteln wie Kaffee, Alkohol oder Zigaretten oder auch beim Fernsehkonsum und der Computernutzung. Gesündere Lebensrhythmen, die den Schlaf und die allgemeine Erholung verbessern, sowie eine moderate körperliche Fitness sind ebenfalls hilfreich.

Das empfindliche Zusammenspiel der Hormone

Die Regulation des weiblichen Zyklus erfolgt durch ein kompliziertes Zusammenspiel, an dem verschiedene Organe und zahlreiche Hormone beteiligt sind. Unter dem Einfluss verschiedener Gehirnteile werden in der Hirnanhangdrüse (Hypophyse) Hormone (FSH = Follikel stimulierendes Hormon, LH = luteinisierendes Hormon) gebildet, die die Reifung von Eizellen in den Eierstöcken bewirken. In den Eierstöcken wiederum werden Hormone gebildet, die ihrerseits die Bildung von Hirnanhangdrüsenhormonen stimulieren oder bremsen können. Die wichtigsten Hormone der Eierstöcke sind Östrogene, Progesteron und Androgene. Auch andere Organe bzw. Hormonsysteme greifen in diesen Regelkreis ein, wie zum Beispiel Hormone der Schilddrüse. Verschiedene Einflüsse können diese empfindliche hormonelle Regulation beeinträchtigen, sodass ein Heranreifen der Eizelle(n) nicht zustande kommt oder gestört verläuft. Infolgedessen kann der Eisprung gänzlich ausbleiben oder Zyklusstörungen mit Schmier- oder Zwischenblutungen, verlängerten oder verkürzten Regelblutungen und ein Ausbleiben der Regelblutung auftreten. Sind Hormone beispielsweise in der 2. Zyklushälfte nicht in ausreichender Menge vorhanden, wird das Einnisten einer befruchteten Eizelle gestört und eine Schwangerschaft erschwert oder unmöglich.

Heike, 38

Fülle und Stau von Energie (Yang bzw. Qi) im Holz-Element

Schon zwei Jahren versuchte ich schwanger zu werden. Die gängigen Untersuchungen bei mir hatten keinen Befund ergeben; mein Mann hat sich nicht untersuchen lassen. Frau Dr. Petersen riet ihm zum Spermiogramm, da – wie sie uns erklärte – die Ursachen ungewollter Kinderlosigkeit 50/50 auf Männer und Frauen verteilt sind. Dr. Petersen klärte uns beide nochmals über den besten Zeitpunkt für den Geschlechtsverkehr auf. Ich war beruflich ziemlich im Stress, sehr sportlich und normalgewichtig. Mein Zyklus war etwas unregelmäßig (28–35 Tage) und immer mit Schmerzen bei der Regelblutung verbunden. Gleichzeitig hatte ich häufig Kopfschmerzen, meist nach dem Stress oder zum Wochenende. Meine Ernährung war aus Sicht der chinesischen Medizin unauffällig, dennoch plagten mich immer wieder unerklärliche Blähungen und Völlegefühle.

Die ganzheitliche chinesische Diagnostik von Frau Dr. Petersen ergab die Diagnose »Fülle und Stau von Energie (Yang bzw. Qi) im Holz-Element«. Das, so Dr. Petersen, erkläre die Beschwerden und auch den Energie-Stau (Qi-Stau) in der Gebärmutter, der das Einnisten eines befruchteten Eis erschwere.

Dr. Petersen verordnete mir eine Kräutermischung, die das Holz-Element am Ursprung (innere Behandlung) harmonisiert, sowie eine Akupunkturbehandlung (äußere Behandlung), um meine gestauten Energien wieder in Fluss zu bekommen. Zusätzlich tat ich selbst mehr für meine Entspannung durch Yoga, Pilates und Qigong. Im Laufe von 3 Monaten besserten sich alle meine Beschwerden enorm, mein Zyklus wurde gleichmäßiger und verlief nahezu schmerzfrei! Sechs Monate nach Beginn der Behandlung wurde ich schwanger und habe heute eine süße Tochter.

Natürliche Familienplanung

Auch bei unregelmäßigem Zyklus oder suboptimalem Spermiogramm lassen sich die Chancen für eine erfolgreiche Schwangerschaft durch TCM erheblich steigern. Viele Frauen wissen nicht, wann der ideale Moment für eine Befruchtung ist und wie sie den Auf- und Umbau der Gebärmutterschleimhaut für die Einnistung einer befruchteten Eizelle unterstützen können.

Beim Kinderwunsch liegt der optimale Zeitraum für den Geschlechtsverkehr um den Eisprung herum und dieser findet etwa 14–16 Tage vor dem ersten Tag der Regelblutung statt. Die Eizelle ist nur etwa 24 Stunden befruchtungsfähig; je älter die Frau ist, desto kürzer wird diese Zeitspanne. Die Spermien des Mannes überleben normalerweise etwa drei Tage in der Gebärmutter und im Eileiter, sofern sie von normaler Qualität sind. Eine junge Frau ist damit bis zu 4 Tage im Monat (be)fruchtbar. Rein statistisch gesehen genügt es daher, wenn ein junges Paar, das ein Kind haben möchte, alle drei Tage miteinander schläft. Je älter die Frau jedoch ist, desto früher nach dem Eisprung sollten die Spermien auf eine Eizelle treffen.

Wie lässt sich der fruchtbarste Tag bestimmen?

Wer sich selbst über mindestens 3 Monate beobachtet und dabei Anzeichen für hormonelle Veränderungen erkennt und dokumentiert, kann feststellen, ob der eigene Zyklus regelmäßig oder unregelmäßig verläuft. Je nach Ergebnis lassen sich dann die Chancen verbessern oder fragt man einen Experten um Rat.

Für Ihre Dokumentation eignet sich ein Zyklusblatt (Seite 19). Sie können Ihren Zyklus besser kennenlernen, wenn Sie einige Monate lang die im Folgenden beschriebenen Methoden probieren, um das optimale Zeitfenster herauszufinden.

Der optimale Zeitpunkt

Die ideale Zeitspanne für den Geschlechtsverkehr beginnt 48 Stunden vor dem Eisprung und endet am Tag danach. Je älter die Frau ist, desto wichtiger ist es, den Moment genau zu kennen und die Spermien am besten schon »vor Ort« zu haben, wenn das Ei springt (Ovulation). Ideal ist es, wenn der Geschlechtsverkehr an Tag 2 und 1 vor dem Eisprung stattfindet, denn dann schwimmen die Spermien durch den Eileiter dem Ei entgegen und treffen auf eine junge und noch frische Eizelle.

Ein Tipp für den Mann: Der Mann sollte möglichst 2 Tage vor dem »optimalen Termin« keine Spermien ausschütten (Sex-Karenz). Die Menge der Spermien und der flüssige Anteil im Ejakulat werden dadurch erhöht. Nachweislich steigt die Wahrscheinlichkeit einer Befruchtung mit der Menge der Spermien an. Die Ernährungs- und Schwimmbedingungen für die Spermien werden durch die Flüssigkeit verbessert, denn eine zähe Flüssigkeit erschwert den Spermien die Bewegung und kostet Energie.

Wie ist das mit dem »Mittelschmerz«?

Vielleicht haben Sie auch schon einmal gehört, dass Frauen in der Mitte des Zyklus, also zwischen den Regelblutungen, einen Schmerz im Unterleib verspüren. Dieser kann ganz kurz oder etwas länger anhalten und wird Mittelschmerz genannt. Für Schmerzen im Unterleib kann es in Zusammenhang mit dem weiblichen Zyklus noch weitere Ursachen als den Eisprung geben, was von einem Frauenarzt zunächst abgeklärt werden sollte. Der sogenannte Mittelschmerz ist kein »normales Anzeichen« für den Eisprung. Da er jedoch von relativ vielen Frauen gespürt wird, ist er damit möglicherweise eine einfache Methode für die Frau, ihren Eisprung ungefähr zu ermitteln. Dieser Mittelschmerz markiert aber irgendeinen Zeitpunkt zwischen einem Tag vor, direkt beim oder am Tag nach dem Eisprung. Und da diese Information nur sehr ungenau den Eisprung anzeigt, hilft sie wenig, vor allem wenn man schon länger versucht, schwanger zu werden.

Temperaturmessmethode

Mit einem genauen Fieberthermometer (am besten einem Basal-Thermometer aus der Apotheke) wird die exakte Körpertemperatur, die sogenannte Basal-Temperatur, gemessen. Bei jedem Menschen schwankt diese Grundtemperatur im Laufe eines Tages regelmäßig in Abhängigkeit vom Biorhythmus.

Bei der Frau variiert diese Grundtemperatur zusätzlich im Laufe ihres weiblichen Zyklus, sofern ein Eisprung stattfindet. So kommt es, dass es zwei Phasen im Laufe eines Monatszyklus gibt und ab dem Eisprung eine um etwa 0,5 Grad Celsius höhere Temperatur gemessen werden kann. Ursache für die Temperaturerhöhung in der Zyklusmitte ist der Anstieg von Progesteron, das nach dem Eisprung verstärkt gebildet wird. Es wirkt unter anderem zentral im Gehirn auf die Temperaturregulation und erhöht die Körpertemperatur.

Da das Progesteron nur dann vermehrt gebildet wird, wenn ein Eisprung stattgefunden hat, kann der **Temperaturanstieg als ein relativ sicheres Zeichen für einen Eisprung** gewertet werden. Die Phase der erhöhten Temperatur dauert normalerweise 13 bis 14 Tage. Falls keine Schwangerschaft eingetreten ist, sinkt die Temperatur kurz vor der Regelblutung wieder ab, andernfalls bleibt sie erhöht.

Um diese feinen Unterschiede erfassen zu können, sollte man Folgendes unbedingt beachten:
- dasselbe (gute) Thermometer benutzen
- zur selben Uhrzeit vor dem Aufstehen messen
- an derselben Körperstelle (zum Beispiel immer in der Mundhöhle) messen

Mit der Temperaturmessung kann man den Zeitpunkt des Eisprungs im aktuellen Zyklus nicht voraussagen. Doch anhand früherer Temperaturkurven lässt er sich mit einiger Wahrscheinlichkeit so weit eingrenzen, dass man bei regelmäßigen Zyklen den Tag des Eisprunges im kommenden Zyklus relativ sicher im Voraus bestimmen kann.

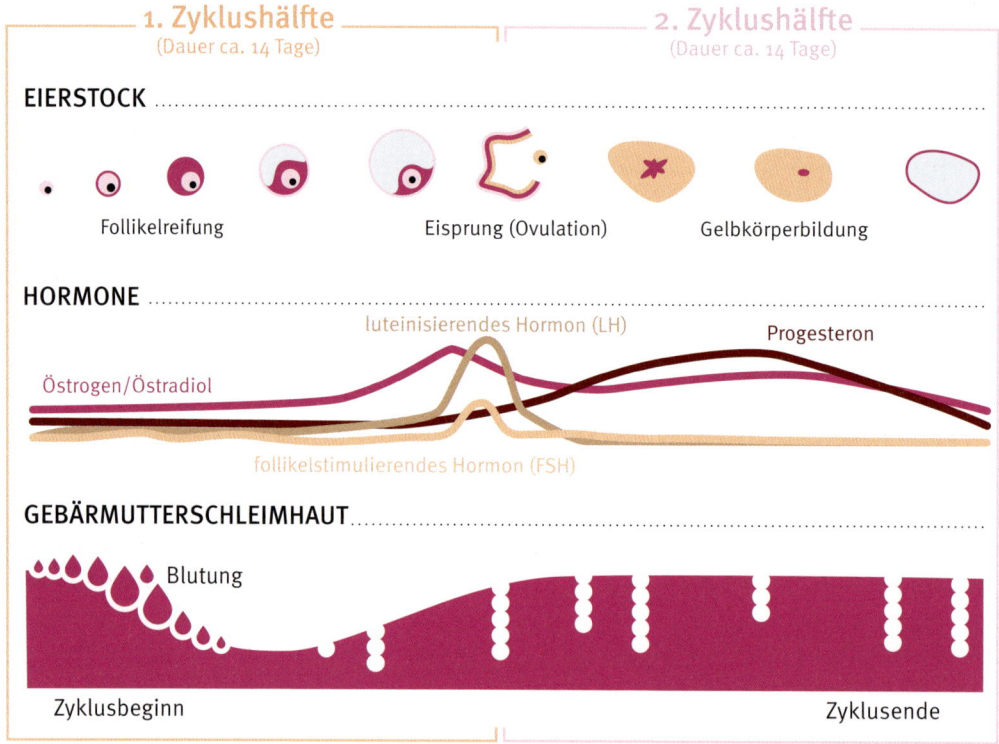

▲ Zykluskurve

Der Ausfluss verändert sich

Ein gewisser Ausfluss während der gesamten Zyklusdauer ist normal, sofern er nicht neu oder erstmals auftritt. Der aussagekräftige Zervix- (oder Zervikal-)Schleim jedoch entsteht um die fruchtbaren Tage einer Frau. Ihr Ausfluss verändert sich in Menge und Farbe und vor allem in seiner Konsistenz.

In der fruchtbaren Phase nimmt die Menge bereits einige Tage vor dem Eisprung zu. Seine Farbe ändert sich von milchig trüb zu klar. Zum Eisprung hin verändert sich seine Konsistenz: Der Ausfluss wird »spinnbar«.

Die nötige Konsistenzprüfung kann von der Frau/dem Paar selbst durchgeführt und beurteilt werden. Dazu wird der Schleim zum Beispiel zwischen Daumen und Zeigefinger platziert und auf seine Eigenschaft geprüft. Wenn die Finger voneinander entfernt werden, »spinnt« sich ein Faden. Je besser sich der Faden spinnen lässt, desto sicherer befindet sich die Frau in der fruchtbaren Phase.

Jede Frau muss selbst ein Gefühl dafür bekommen, wie ihr Schleim sich verändert. Daher ist es auch hier anzuraten, mehrere aufeinander folgende Monatszyklen zu beobachten und die Farbe, Menge und Konsistenz des Schleims zu notieren (z. B. auf dem Zyklusblatt aus diesem Buch).

Ovulationstest

Die Ovulation ist der Zeitpunkt des Eisprunges. Zu diesem Zeitpunkt erhöht sich das luteinisierende Hormon (LH) und ist im Urin nachweisbar. Ein Ovulationstest (auch LH-Test genannt) ist eine einfache, allerdings relativ teure Methode, den nahenden Eisprung zu ermitteln; er misst die Konzentration der Abbauprodukte des luteinisierenden Hormons im Körper im Urin.

LH-Tests sind praktisch, denn man muss sie nur an etwa fünf Tagen im Monat verwenden. Um den Test richtig durchführen zu können, sollte man seinen Zyklus bereits etwas kennen. Der Eisprung findet normalerweise 14 bis 16 Tage vor dem ersten Tag der nächsten Menstruation statt (auch dann, wenn der Zyklus länger als 28 Tage ist). Um diesen Zeitraum herum kann die Frau einen Ovulationstest benutzen.

Um den LH-Test durchzuführen, kann man zum Beispiel in einer Apotheke ein Test-Set mit mehreren Teststäbchen kaufen. Zu Hause wird dann an den Tagen vor dem vermuteten Eisprung täglich ein Teststäbchen in den Urinstrahl gehalten oder in einen Urinbecher getaucht. In der Regel ist das Ergebnis nach drei Minuten ablesbar. Der Test kann zu jeder Tageszeit durchgeführt werden. Allerdings sollte mindestens vier Stunden vorher kein Urin mehr gelassen werden, damit die Hormonkonzentration im Urin hoch genug ist.

Digitales Zyklusmonitoring

Es gibt inzwischen eine computergestützte Methode für zu Hause, mit der man den Termin des Eisprungs bestimmen kann. Hier werden ebenfalls Abbauprodukte der Hormone im Urin gemessen. Dieses Verfahren ist auch dann anwendbar, wenn ein Zyklus länger als 28 Tage ist und der Zeitpunkt des Eisprunges mit anderen Methoden schwer oder nur mit größerem Aufwand zu bestimmen wäre.

Diese Mini-Computer werden so programmiert, dass sie die Frau an bestimmten Tagen daran erinnern, einen Urin-Teststreifen zu verwenden. Im Urin der Patientin werden in der Regel gleich mehrere Hormonabbauprodukte gemessen, meist die von Östradiol und LH (luteinisierendes Hormon). Das Östradiol erreicht vor dem LH seinen Höchstwert im Zyklus und kündigt den kommenden Eisprung bereits an. Das Programm zeigt der Nutzerin deutlich an, wann ihr Eisprung erfolgt.

In manchen Geräten ist auch ein Schwangerschaftstest integriert. Dann wird auf dem Urin-Stick zusätzlich die Hormonkonzentration von ß-hCG gemessen.

Ist das Nest bereit?

Nicht allein der Eisprung ist wichtig für die Entstehung einer Schwangerschaft, sondern auch die Qualität der Gebärmutterschleimhaut. Sie baut sich jeden Monat unter dem Einfluss der weiblichen Hormone neu auf, und in der zweiten Zyklushälfte auch um, wird dann aufgelockert und von Blutgefäßen durchzogen. Geschieht dieser Umbau aufgrund eines Progesteronmangels nicht ausreichend, kann die Einnistung einer befruchteten Eizelle nicht stattfinden und es kommt trotz gelungener Befruchtung nicht zu einer Schwangerschaft.

Da fehlendes oder zu geringes Progesteron den Temperaturanstieg im Zyklus beeinflusst, ist es wichtig, den Verlauf der Temperaturkurve im eigenen Zyklus zu kennen. Das Führen eines Zykluskalenders mit Tem-

Was die Temperaturkurve über die Fruchtbarkeit verrät

Es ist nur eine minimale Veränderung der Körpertemperatur, die einen Hinweis auf die fruchtbaren Tage einer Frau gibt. Wer sie erkennt, kann den idealen Zeitpunkt bestimmen, um schwanger zu werden.

Die Temperaturkurve unterliegt typischerweise einigen Schwankungen. Ursachen dafür können einerseits leichte Messfehler des Anwenders, andererseits physiologische, natürliche Schwankungen sein. Die Beobachtung über einige Monate hinweg hilft, diese Schwankungen zu erkennen und zu berücksichtigen.

Die bei Kinderwunsch entscheidende physiologische Temperaturschwankung ist der Temperaturabfall für 1–2 Tage beim Eisprung, gefolgt von einem treppenförmigen Ansteigen der Temperaturkurve an 3 aufeinanderfolgenden Tagen um jeweils 0,2 Grad Celsius. Danach bleibt die Temperatur mindestens eine Woche lang oder länger bis zur Regelblutung auf dem erhöhten Niveau. Das bedeutet, dass bereits bei Abfallen der Temperatur das Ei sprungbereit ist und der Geschlechtsverkehr am besten kurz vorher stattfinden sollte.

Steigt die Temperatur nicht an, hat möglicherweise kein Eisprung stattgefunden. In diesem Fall sollte weiter dokumentiert und gegebenenfalls untersucht werden, ob der Eisprung regelmäßig aussetzt. Bleibt die Temperatur nach dem Eisprung nicht stabil erhöht, zeigt dies meist einen Progesteronmangel an, der das Einnisten (Seite 17) einer befruchteten Eizelle erschwert. Und erfolgt der Geschlechtsverkehr erst nach dem vollen Anstieg der Temperatur, bleibt nur noch eine ca. 3%ige Chance auf Befruchtung in diesem Zyklus.

Die Schwangerschaftswahrscheinlichkeit an den Tagen rund um den Eisprung zeigt, dass 1–3 Tage vor dem Eisprung die fruchtbarste Zeit ist:
- – 4 Tage: 17,8 %
- – 3 Tage: 23,7 %
- – 2 Tage: 25,5 %
- – 1 Tag/Eisprung: 21,1 %
- – Temperaturanstieg: 10,3 %
- + 1 Tag: 0,8 %

Der Ovula-Ring

Eine relativ neue Methode ist der sogenannte Ovula-Ring mit integriertem Temperatursensor, der die Körperkerntemperatur alle 5 Minuten fehlerfrei misst. Er wird vaginal eingeführt und kann jederzeit herausgenommen werden, um die Daten auszulesen.

Basaltemperaturkurve (siehe auch Hinweise auf Seite 15)

Jahr: Name:

Monat:

Tag	1	2	3	4	5	6	7	8	9	10	11	12	13	14	15	16	17	18	19	20	21	22	23	24	25	26	27	28	29	30	31	32	33	34	35	36	37	38	39	40
Zyklustag																																								
37,5																																								
37,4																																								
37,3																																								
37,2																																								
37,1																																								
37,0																																								
36,9																																								
36,8																																								
36,7																																								
36,6																																								
36,5																																								
36,4																																								
36,3																																								
36,2																																								
36,1																																								
Menstruation																																								
Schleimausfluss																																								
Eisprung																																								
Geschlechtsverkehr																																								
LH-Test																																								
Östrogen-Test																																								

> ### Wie unsere Temperatur auf den Eisprung hinweist
>
> Der gewünschte Temperaturanstieg beginnt kurz nach dem Eisprung. Er beträgt ca. 0,5–0,6 Grad Celsius, an drei aufeinander folgenden Tagen je 0,2 Grad Celsius. Die Temperatur muss für mindestens eine Woche stabil erhöht sein, damit es zum Umbau der Schleimhaut und zur Einnistung kommen kann. Mit der Einnistung am Tag 6 bis 8 nach der Befruchtung beginnt die Schwangerschaft.

peraturkurve macht also auch in diesem Fall Sinn und kann wichtige Informationen liefern.

Neben der fehlenden Temperaturerhöhung können auch andere Zeichen für einen Progesteronmangel sprechen, zum Beispiel eine Schmierblutung, die vor der eigentlichen Regelblutung eintritt. Dies erschwert möglicherweise ebenso die Einnistung für eine befruchtete Eizelle.
Solche Symptome sollten mit dem Frauenarzt besprochen und gegebenenfalls behandelt werden. Meist ist das Zusammenspiel von verschiedenen hormonellen Faktoren beeinträchtigt und Sie sollten sich professionell beraten lassen.

Warum es sinnvoll ist, Ihre Hormone bestimmen zu lassen

Nicht nur das Follikel-stimulierende Hormon (FSH) und das luteinisierende Hormon (LH), Östradiol und Progesteron haben einen wichtigen Einfluss auf das hormonelle Gleichgewicht. Eine wichtige Vorstufe für die Bildung vieler Hormone ist das Cholesterol, aus dem die Geschlechtshormone und weitere wichtige Hormone im Körper entstehen. Deren jeweilige Vorstufen können durch Untersuchungen nachgewiesen werden.

Um ein umfassendes Bild der hormonellen Regulation zu erhalten, sollten Sie sich ein Bild davon machen, wie die Hormone in Ihrem im Körper miteinander in Verbindung stehen und wie viel jeweils vorhanden ist. Daraus können Rückschlüsse darauf gezogen werden, in welchen Bereichen die Entwicklung dieser Hormone möglicherweise optimiert werden sollte.

Für eine Bestimmung des Hormonstatus gibt es verschiedene Möglichkeiten, die je nach Bedarf ausgewählt werden.

Bei einem regelmäßigen Zyklus (+/– 2 Tage bei einem 28-Tage-Zyklus) mit Temperaturerhöhung in der zweiten Zyklushälfte und ohne Schmierblutungen können Sie davon ausgehen, dass Ihr Hormonstatus weitgehend unauffällig ist. Treffen diese Faktoren nicht zu, sollte eine Zyklusdiagnostik vom Arzt durchgeführt werden. Dabei werden je nach Verdacht und zum passenden Zeitpunkt im Zyklus zunächst die Blutspiegel der Hormone TSH, LH, FSH und Östradiol bestimmt.

Die Zyklusdiagnostik mit Blutproben und Ultraschall

Die Zyklusdiagnostik beginnt optimalerweise zwischen Tag 3 und 5, also 3 bis 5 Tage **nach dem ersten Tag der Regelblutung**. An diesen Tagen sind die wichtigen Werte von Östradiol und FSH (Follikel-stimulierendes Hormon) eindeutig beurteilbar.

So führen Sie einen Speicheltest durch

Mit einem Hormontest aus dem Speichel kann die Höhe der aktiven Sexualhormone gemessen werden. Er zeigt bestimmte Ungleichgewichte genauer als ein Bluttest auf.

Das Speichelproben-Set erhalten Sie von Ihrem Arzt oder Therapeuten oder von einem geeigneten Labor. In der Regel füllt Ihr Arzt oder Therapeut den Laboranforderungsbogen aus. Sie selbst geben mit Ihrer Unterschrift das Einverständnis zur Labor-Untersuchung und zur Kostenübernahme, da die Kosten meist nicht von den Krankenversicherungen übernommen werden.

Es werden jeweils die Werte von Östradiol und Progesteron gemessen. Ein ausführlicheres Profil enthält häufig dazu die Messwerte von Östriol, Cortisol, DHEA und Testosteron.

Das Set enthält 5 kleine Gefäße, in denen Sie zu Hause innerhalb von 2 Stunden 5 verschiedene Speichelproben sammeln. Eine Beschreibung, worauf Sie dabei achten müssen, liegt dem Probenset bei.

Die Proben-Entnahme sollte in beiden Zyklushälften durchgeführt werden. Die erste Entnahme an Tag 3–5 nach Einsetzen der Regelblutung und die zweite Probenentnahme sollte zwischen Zyklustag 19 und 21 (bei einem 28-Tage-Zyklus) bzw. 7 Tage vor einer erwarteten Regelblutung erfolgen.

Die Proben sind bei Raumtemperatur etwa eine Woche haltbar. Am besten schickt die Praxis oder schicken Sie die Proben umgehend per Post an das Labor. Ihr Arzt oder Therapeut erhält nach ca. 14 Tagen das Ergebnis und wird einen Beratungstermin mit Ihnen vereinbaren.

Da sich die Hormonwerte im Laufe der Zeit oder mit Hilfe einer Therapie verändern, kann es sinnvoll sein, sie nach einiger Zeit erneut zu messen.

An Tag 10 bis 12 bei einem regelmäßigen 28-Tage-Zyklus, können Östradiol und LH (luteinisierendes Hormon) bestimmt werden, um den Tag des Eisprunges abzuschätzen und den optimalen Zeitpunkt für eine Befruchtung zu ermitteln. Eine Blutentnahme ist aber meist nicht notwendig, sondern dieser Zeitpunkt kann einfacher durch einen Ultraschall der Eierstöcke (man sieht die Reifung der Eizelle/n) und Gebärmutter bestimmt werden. Hier sollte die Dicke der Gebärmutterschleimhaut mindestens 8 mm betragen und die Follikel der Eizellen ausgemessen werden. Ein sprungreifer Follikel ist 18–20 mm groß.

Es besteht eine vollwertige zweite Zyklushälfte (Lutealphase), die für die Einnistung von entscheidender Bedeutung ist, wenn an Tag 7 nach dem Eisprung (bei einem 28-Tage-Zyklus also an Tag 17 bis 19) bei der Blutuntersuchung das Östradiol über 100 pg/ml und das Progesteron über 8 ng/ml liegen. Die tatsächliche Höhe der Hormonwerte ist bei einem regelmäßigen unauffälligen Zyklus nicht wichtig. Entscheidend ist, dass diese Werte mindestens erreicht werden.

Was wird im Urin bestimmt?

Im Urin können Abbauprodukte von LH und Östradiol bestimmt werden. So arbeiten die sogenannten Zyklus-Computer (Seite 17), über die Sie bereits gelesen haben. Im Falle von Schwangerschaftstests werden im Urin auch Abbauprodukte von ß-HCG nachgewiesen.

Was kann im Speichel bestimmt werden?

Eine Hormonuntersuchung des Speichels ist meist keine Routineuntersuchung in der Frauenarzt-Praxis (Seite 21). Im Speichel kann die tatsächliche Aktivität von Progesteron und Östradiol bestimmt werden. Das heißt, im Vergleich zur Blutuntersuchung wird bei der Speicheluntersuchung nachgewiesen, wie viele der Hormone aus dem Blut auch aktiv sind und nicht im Blut als gebundene Reserve nur zirkulieren, aber tatsächlich keine Wirkung im aktuellen Zyklus haben. Über 90% sind Reserven! Auch eine Kontrolle über die Wirkung einer hormonellen Behandlung wird dadurch genauer, weil die Anteile der wirksamen Hormone miteinander verglichen werden können.

Warum ist die Schilddrüsenfunktion so wichtig?

Grundsätzlich ist es bei jeder Frau mit Kinderwunsch sinnvoll, die Schilddrüsenfunktion zu testen. Die Schilddrüsenhormone sind für das Entstehen und das gesunde Wachstum in einer Schwangerschaft sehr wichtig. Es sollte eine Bestimmung des TSH (Thyreozyten-stimulierendes Hormon)-Wertes und von T3 und T4 aus dem Blut erfolgen. Diese Werte kann zu jeder Zeit im Zyklus auch der Hausarzt bestimmen – sie sind zyklusunabhängig. Der TSH-Wert zeigt an, wie stark die Schilddrüsenzelle zur Bildung und Ausschüttung ihrer Hormone (T3 und T4) ins Blut stimuliert werden muss. Bei bestehendem Kinderwunsch liegt das Ziel für den TSH-Wert bei 1–1,5 IE/l, oder etwas niedriger, und damit im unteren Referenzbereich für diesen Blut-Wert. Dies bedeutet, dass ausreichend viel aktives Schilddrüsenhormon im Blut kreist, wodurch im Gehirn eine Rückkopplung zum TSH-Wert ausgelöst wird und der TSH-Wert in den für Kinderwunsch optimalen unteren Referenzbereich sinkt.

Der Grund für den Wunsch, den TSH-Wert im unteren Referenzbereich zu haben, ist, dass bei eintretender Schwangerschaft ein erhöhter Bedarf an Schilddrüsenhormonen besteht (etwa 150%), was dann von Beginn an nahezu erreicht ist, sodass in diesem Bereich kein Risiko für die optimale Weiterentwicklung des Embryos bei eingesetzter Schwangerschaft besteht.

Wann werden Cortisol und DHEA gemessen?

Bei Verdacht auf ein durch erhöhten körperlichen Stress verursachtes hormonelles Ungleichgewicht und dadurch verminderte Fruchtbarkeit kann eine Blut- oder Speicheluntersuchung vorgenommen werden, die die zugrunde liegenden Werte misst. Normalerweise steigt der Wert von Cortisol mit dem Alter leicht an, aber der Wert von DHEA sinkt ab dem 30. Lebensjahr.

Die Stresshormone Adrenalin und Cortisol (Seite 122) werden wie das DHEA (Dehydroepiandrostendion) in der Nebennierenrinde gebildet. Das DHEA ein wichtiger Vorläufer für die Bildung von Sexualhormonen. Das DHEA hat viele aufbauende Effekte im Körper und wurde daher auch als Jungbrunnenhormon bezeichnet und vermarktet. Es wird aus einer Yamswurzel extrahiert.

Der DHEA-Spiegel ist inzwischen Ziel vieler Studien und hält auch in die Kinderwunsch-Praxen Einzug und teilweise wird parallel zu künstlicher Befruchtung eine DHEA-Einnahme verordnet. Die angebotenen Präparate sind jedoch mehr oder weniger gut bioverfügbar.

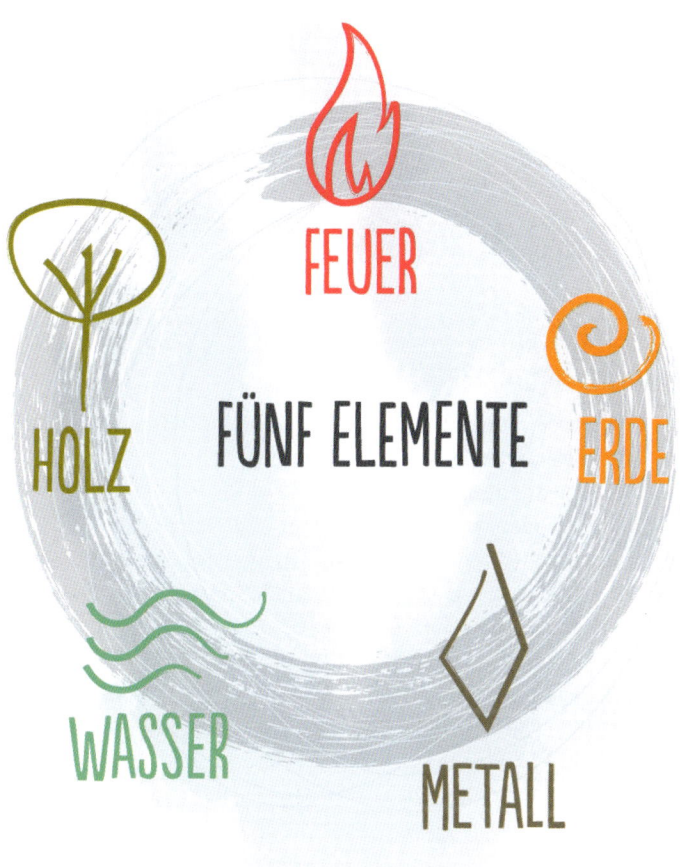

Wie steht es nun um Ihre 5 Elemente?

Lernen Sie sich selbst besser kennen und erfahren Sie, wie Sie Ihren Kinderwunsch unterstützen, indem Sie das passende Element stärken.

In der Traditionellen Chinesischen Medizin werden den sogenannten 5 Elementen Holz, Feuer, Erde, Metall und Wasser all unsere Organe und Energien wie Gedanken und Gefühle zugeordnet. In der Vorstellung finden sich so 5 große Bereiche, die miteinander in einem harmonischen Gleichgewicht und flexiblen Austausch stehen sollen. Die Grundlage und der Ursprung des Gleichgewichts werden in dem Yin-Yang-Zeichen symbolisiert. Die 5-Elemente-Lehre ist eine Vervielfachung und dient der Darstellung und Diagnostik komplexerer Abläufe.

Der kommende Test fragt passend zu den 5 Elementen jeweils bestimmte körperliche Symptome und Emotionen ab, damit Sie eine erste Aussage über den Energiefluss in Ihrem Körper und Geist erhalten können.

Holz, Feuer, Erde, Metall und Wasser – aus Sicht der Traditionellen Chinesischen Medizin (TCM) ist die Harmonisierung und Stärkung des individuellen Gleichgewichts zwischen den 5 Elementen die optimale Gesundheitspflege und Prävention vor Krankheiten.

Ein Ungleichgewicht der Elemente kann vorübergehend sein und vom Menschen selbst wieder ausgeglichen werden. Oder aber es verdichtet sich mit der Zeit zu einem Problem, das sich körperlich oder emotional zeigt. Mit Hilfe bestimmter Körperübungen (zum Beispiel Akupressur oder Qigong), passender Ernährung und gegebenenfalls professioneller Unterstützung lässt es sich wieder lösen.

Der nachfolgende 5-Elemente-Test offenbart aus Sicht der TCM, in welchem Zustand sich die 5 Elemente momentan bei Ihnen befinden. Wenn Sie sich emotional ausgeglichen und gesund fühlen oder die Testfragen nach einer Phase der Erholung oder Genesung beantworten, zeigt dieser Test Ihre Energieflüsse an, die möglichst ausgeglichen sein sollten. Dies ist z. B. sichtbar, wenn Sie im 5-Elemente-Test bei keinem Element mehr als 8 Punkte erreichen.

Neigen Sie zu gesundheitlichen oder emotionalen Beschwerden, dann spiegelt der Test Ihr aktuelles relatives Ungleichgewicht wider, Ihr sogenanntes Syndrommuster (Störungsmuster) nach den 5 Elementen. In diesem Fall sollten Sie den Test wiederholen, sobald sich Ihr Befinden (gegebenenfalls nach therapeutischer Unterstützung) gebessert hat und Ihr persönliches Gleichgewicht wiederhergestellt ist, um Ihr Grundmuster zu erkennen.

Danach können Sie Ihr Grundmuster in seinem bestmöglichen Gleichgewicht unterstützen und mit Hilfe der Tipps und Vorschläge aus diesem Buch neuen Krankheiten oder Ungleichgewichten vorbeugen. Bei Bedarf begeben Sie sich zusätzlich in die Behandlung eines Arztes oder Therapeuten für TCM.

Der 5-Elemente-Test

Für die Beantwortung der 60 Fragen werden Sie ohne Unterbrechung etwa 10–15 Minuten Zeit benötigen. Sie können den Test nach einiger Zeit wiederholen und überprüfen, ob Sie in ein besseres Gleichgewicht gekommen sind und ggf. andere Tipps nun besser passen.

Gehen Sie bitte bei der Beantwortung der Fragen von Ihrem aktuellen Befinden aus, das heißt von heute bis vor ca. 3 Monaten.

Bei chronischen, dauerhaften Störungen, die ggf. mit Medikamenten behandelt werden, sollten Sie darüber nachdenken, welche Symptome dadurch behandelt werden und wo diese einzusortieren wären.
- Beantworten Sie die Fragen, ohne lange darüber nachzudenken.
- Beantworten Sie jede einzelne Frage.
- Geben Sie pro Frage nur eine Bewertung ab.
- Bewerten Sie bei Fragen, die die Möglichkeiten »und, oder, und/oder« beinhalten, den ausgeprägteren Anteil der Frage.

Auf der folgenden Seite geht es los.

Fragen Sie Ihren Arzt oder Therapeuten

Bitte beachten Sie, dass dieser 5-Elemente-Test keine Diagnostik oder Beratung durch einen Arzt oder Therapeuten für Chinesische Medizin ersetzt. Er dient als Anhaltspunkt für eine Selbsteinschätzung und ermöglicht es Ihnen, in Eigenregie einige der in der TCM bewährten Methoden auszuprobieren und dabei herauszufinden, was Ihnen hilft. Bitte lassen Sie gesundheitliche Probleme von einem Haus- oder Facharzt abklären.

Testfragen zum Element Holz

Holz	Eher nein	Wenig	Manch-mal	Häufig	Eher viel
Sind Sie schnell ungeduldig und gereizt?	0	1	2	3	4
Haben Sie Stimmungsschwankungen oder prämenstruelle Beschwerden (PMS-Syndrom)?	0	1	2	3	4
Sind Sie gestresst und innerlich angespannt und/oder wachen Sie häufig zwischen 1 und 3 Uhr nachts auf?	0	1	2	3	4
Suchen Sie immer nach neuen Herausforderungen?	0	1	2	3	4
Können Sie stur sein und sich in Dinge verbeißen?	0	1	2	3	4
Haben Sie häufiger Kopfschmerzen oder das Gefühl, dass sich in der oberen Körperhälfte ein Druck aufbaut?	0	1	2	3	4
Haben Sie häufig Völlegefühle im Oberbauch, müssen Sie aufstoßen oder haben Sie Sodbrennen?	0	1	2	3	4
Haben Sie Muskelverspannungen oder Probleme mit Sehnen?	0	1	2	3	4
Haben Sie Schmerzen bei der Regelblutung und/oder dunkle Blutklumpen während der Regelblutung? / Haben Sie als Mann stechende Schmerzen in der Leiste oder den Geschlechtsorganen oder sind wenig bewegliche Spermien im Spermiogramm zu finden?	0	1	2	3	4
Haben Sie unklare Sehstörungen, zum Beispiel im Tagesverlauf schwankend oder Nachtblindheit, oder haben Sie sehr weiche Fingernägel?	0	1	2	3	4
Gesamtpunkte Holz					

Testfragen zum Element Feuer

Feuer	Eher nein	Wenig	Manch-mal	Häufig	Eher viel
Werden Sie schnell nervös oder hektisch?	0	1	2	3	4
Sind Sie gerne im Mittelpunkt von Gruppen, zum Beispiel auf einer Party?	0	1	2	3	4

Wie steht es nun um Ihre 5 Elemente?

Feuer	Eher nein	Wenig	Manchmal	Häufig	Eher viel
Sprechen Sie viel und erklären Sie häufig, sodass es Sie überanstrengt?	0	1	2	3	4
Sind Sie besonders leidenschaftlich beim Geschlechtsverkehr oder genießen sehr die körperliche Nähe?	0	1	2	3	4
Können Sie sich von Herzen freuen?	0	1	2	3	4
Schlägt Ihnen das Herz schnell hoch oder haben Sie Herzrasen?	0	1	2	3	4
Ist Ihre Mundhöhle häufig entzündet (zum Beispiel Aphten) oder haben Sie häufig Zahnfleischbluten?	0	1	2	3	4
Haben Sie Schlafstörungen beim Ein- oder Durchschlafen (1 Mal pro Nacht zur Toilette gehen zählt nicht)?	0	1	2	3	4
Ist Ihnen häufig schwindelig, obwohl der Blutdruck normal ist?	0	1	2	3	4
Haben Sie sehr viel Blut bei der Regelblutung und/oder kommt die Blutung sehr plötzlich? / Spüren Sie als Mann nach dem Geschlechtsverkehr ein Brennen in der Harnröhre?	0	1	2	3	4
Gesamtpunkte Feuer					

Testfragen zum Element Erde

Erde	Eher nein	Wenig	Manchmal	Häufig	Eher viel
Gehen Sie Dinge eher langsam und mit Bedacht an, mitunter zu langsam?	0	1	2	3	4
Genießen Sie lieber ein ruhiges Zusammensein mit Freunden als große Partys?	0	1	2	3	4
Brauchen Sie Stabilität im Leben und eine ruhige Umgebung?	0	1	2	3	4
Können Sie sich nur schwer zu sportlichen Aktivitäten motivieren?	0	1	2	3	4
Sorgen Sie sich viel und grübeln über Dinge nach?	0	1	2	3	4

Kinderwunsch aus ganzheitlicher Sicht

Erde	Eher nein	Wenig	Manch-mal	Häufig	Eher viel
Haben Sie Nahrungsmittelunverträglichkeiten oder Verdauungsprobleme?	0	1	2	3	4
Haben Sie Schwellungen und Schweregefühle in der unteren Körperhälfte, im Bereich der Geschlechtsorgane oder in den Beinen?	0	1	2	3	4
Haben Sie häufig Durchfall oder breiigen Stuhlgang?	0	1	2	3	4
Haben Sie Über- oder Untergewicht?	0	1	2	3	4
Haben Sie vaginalen Ausfluss während des gesamten Zyklus und ggf. wiederholt vaginale Infektionen gehabt, zum Beispiel eine Pilzinfektion der Scheide?	0	1	2	3	4
Gesamtpunkte Erde					

Testfragen zum Element Metall

Metall	Eher nein	Wenig	Manch-mal	Häufig	Eher viel
Benötigen Sie einen geregelten Tagesablauf?	0	1	2	3	4
Ist es Ihnen sehr wichtig, exakt zu planen?	0	1	2	3	4
Neigen Sie zu Perfektionismus und kritisieren sich selbst?	0	1	2	3	4
Sind Sie infektanfällig und empfindlich, zum Beispiel an den Atemwegen (Nasenhöhle, Rachen, Lunge)?	0	1	2	3	4
Bleiben Sie stets höflich und wahren die Form und/oder wirken Sie auf andere etwas steif und/oder unnahbar?	0	1	2	3	4
Sind Ihre Haut oder Haare trocken, rissig oder eher dünn und empfindlich?	0	1	2	3	4
Ist Ihre Nase oder Kehle oft trocken oder haben Sie eine heisere Stimme?	0	1	2	3	4
Leiden Sie unter Asthma oder haben Sie aus anderem Grund eine beeinträchtigte Atmung?	0	1	2	3	4
Neigen Sie zu Erkrankungen der Haut oder Ausschlägen, wie zum Beispiel Nesselsucht?	0	1	2	3	4

Metall	Eher nein	Wenig	Manch-mal	Häufig	Eher viel
Haben Sie wenig Blut bei der Regelblutung oder sickert das Blut nur langsam vor sich hin / Ist das Ejakulat eher zäh und klebrig als flüssig?	0	1	2	3	4
Gesamtpunkte Metall					

Testfragen zum Element Wasser

Wasser	Eher nein	Wenig	Manch-mal	Häufig	Eher viel
Haben Sie viele Ideen und zerstreuen daher oft Ihre Energie?	0	1	2	3	4
Haben Sie manchmal grundlos Ängste?	0	1	2	3	4
Fällt es Ihnen schwer, enge Freundschaften zu pflegen?	0	1	2	3	4
Sind Sie gern für sich allein und denken nach?	0	1	2	3	4
Fühlen Sie sich nach dem Geschlechtsverkehr eher geschwächt?	0	1	2	3	4
Haben Sie häufig Blasenentzündungen, eine Reizblase oder müssen Sie häufig zur Toilette (auch in der Nacht)? / Haben Sie Probleme mit der Prostata?	0	1	2	3	4
Frieren Sie leicht, besonders an den Füßen oder am Rücken oder Po?	0	1	2	3	4
Leiden Sie an wiederkehrenden Beschwerden und/oder Arthrose in einigen Gelenken, an der Lendenwirbelsäule oder an Reizungen am Ischiasnerv?	0	1	2	3	4
Haben Sie Zwischenblutungen zwischen Eisprung und Regelblutung oder Schmierblutungen zu einem Zeitpunkt rund um die Regelblutung?	0	1	2	3	4
Sind wenige Eizellen zu finden, springt das Ei nicht oder sind im Spermiogramm eine geringe Menge Spermien bzw. zu wenig heile Spermien zu finden?	0	1	2	3	4
Gesamtpunkte Wasser					

Ihre Test-Auswertung

Übertragen Sie bitte die Ergebnisse der einzelnen Elemente in diese Tabelle.

Testergebnisse

Element	Punktzahl
Holz	
Feuer	
Erde	
Metall	
Wasser	

Alle Elemente unter 8 Punkte: Herzlichen Glückwunsch – die Elemente scheinen ausgeglichen, im Gleichgewicht zu sein. Zur Unterstützung des Kinderwunsches wenden Sie bitte Anwendungen und Übungen aus allen Bereichen und Elementen an, insbesondere zu den Elementen Holz und Wasser.

9–16 Punkte: Das betroffene Element ist zumindest phasenweise unausgeglichen und wirkt dadurch möglicherweise auf die Energien der übrigen Elemente ein. Versuchen Sie, dieses Element mit Hilfe der Vorschläge aus unserem Selbsthilfe-Teil wieder in ein besseres Gleichgewicht zu bringen.

Über 16 Punkte: Das Element ist deutlich im Ungleichgewicht. Sie sollten versuchen, mit Hilfe der Übungen aus diesem Buch und/oder mit professioneller Hilfe bald eine Besserung der Beschwerden zu erreichen.

Anmerkung: Sind zwei oder mehr Elemente betroffen, sollten Sie den Vorschlägen für die jeweiligen Elemente folgen. Es ist nicht immer der höchste Wert, der den Ursprung eines Störungsmusters ausmacht! So kann es zum Beispiel sein, dass jemand Verdauungsstörungen hat (das Erde-Element ist betroffen), der Ursprung liegt aber im Holz. Daher ist es wichtig, alle betroffenen Elemente zu unterstützen, um damit die Wurzel (Ursprung) und die Zweige (andere Symptome) zu behandeln – also das gesamte Störungsmuster, denn sonst kehren die Symptome gegebenenfalls zurück. Ziel ist es, insgesamt mehr ins Gleichgewicht zu kommen.

So geht es weiter

In den folgenden Kapiteln finden Sie viele Vorschläge zur Unterstützung der einzelnen Elemente. Wählen Sie aus den verschiedenen Übungen und Anwendungen die Teile aus, die am besten zu Ihnen und dem betroffenen Element bzw. Ihren Symptomen passen. Sie sollten verschiedene Tipps ausprobieren, bei eintretenden Veränderungen den Test erneut durchführen und danach gegebenenfalls die Anwendungen oder Übungen wechseln.

Passende Vorschläge zur Selbstbehandlung der Elemente

Element	Hier finden Sie passende Selbstbehandlungen
HOLZ	Akupressur (Seite 52) und Selbstmassage (Seite 63)
	Kräuterheilkunde (Seite 80)
	Ernährung (Seite 92)
	Bewegung (Seite 133)
FEUER	Akupressur (Seite 54)
	Kräuterheilkunde (Seite 81)
	Ernährung (Seite 98)
	Bewegung (Seite 134)
ERDE	Akupressur (Seite 56)
	Kräuterheilkunde (Seite 82)
	Ernährung (Seite 107)
	Bewegung (Seite 136)
METALL	Akupressur (Seite 58)
	Kräuterheilkunde (Seite 83)
	Ernährung (Seite 110)
	Bewegung (Seite 138)
WASSER	Akupressur (Seite 60)
	Kräuterheilkunde (Seite 84)
	Ernährung (Seite 115)
	Bewegung (Seite 140)

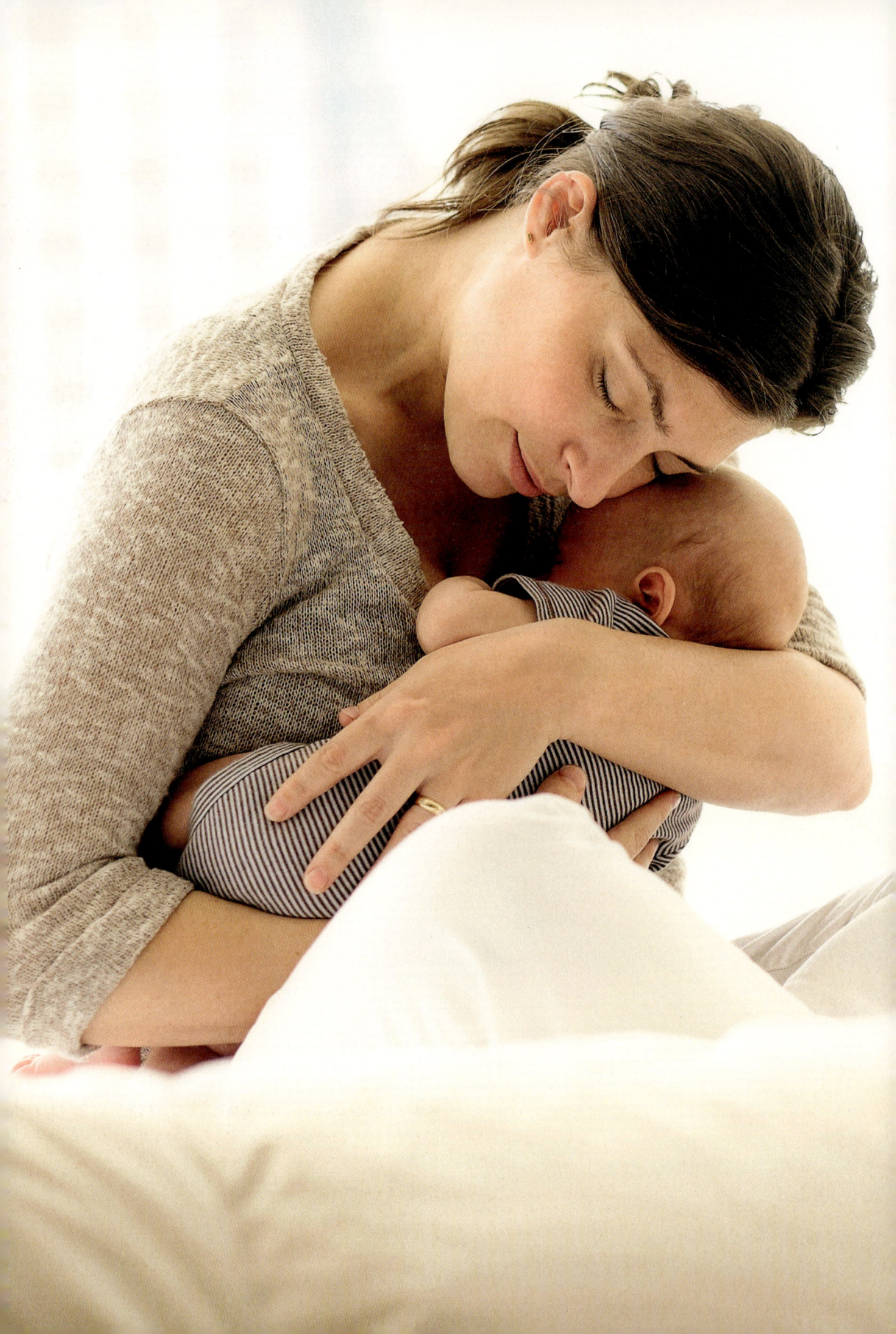

Wunschkind, ja natürlich!

Lernen Sie, wie die TCM Ihnen zur Seite stehen kann, und erfahren Sie, wie Sie mit Hilfe der gängigen TCM-Methoden Ihre Fruchtbarkeit steigern können.

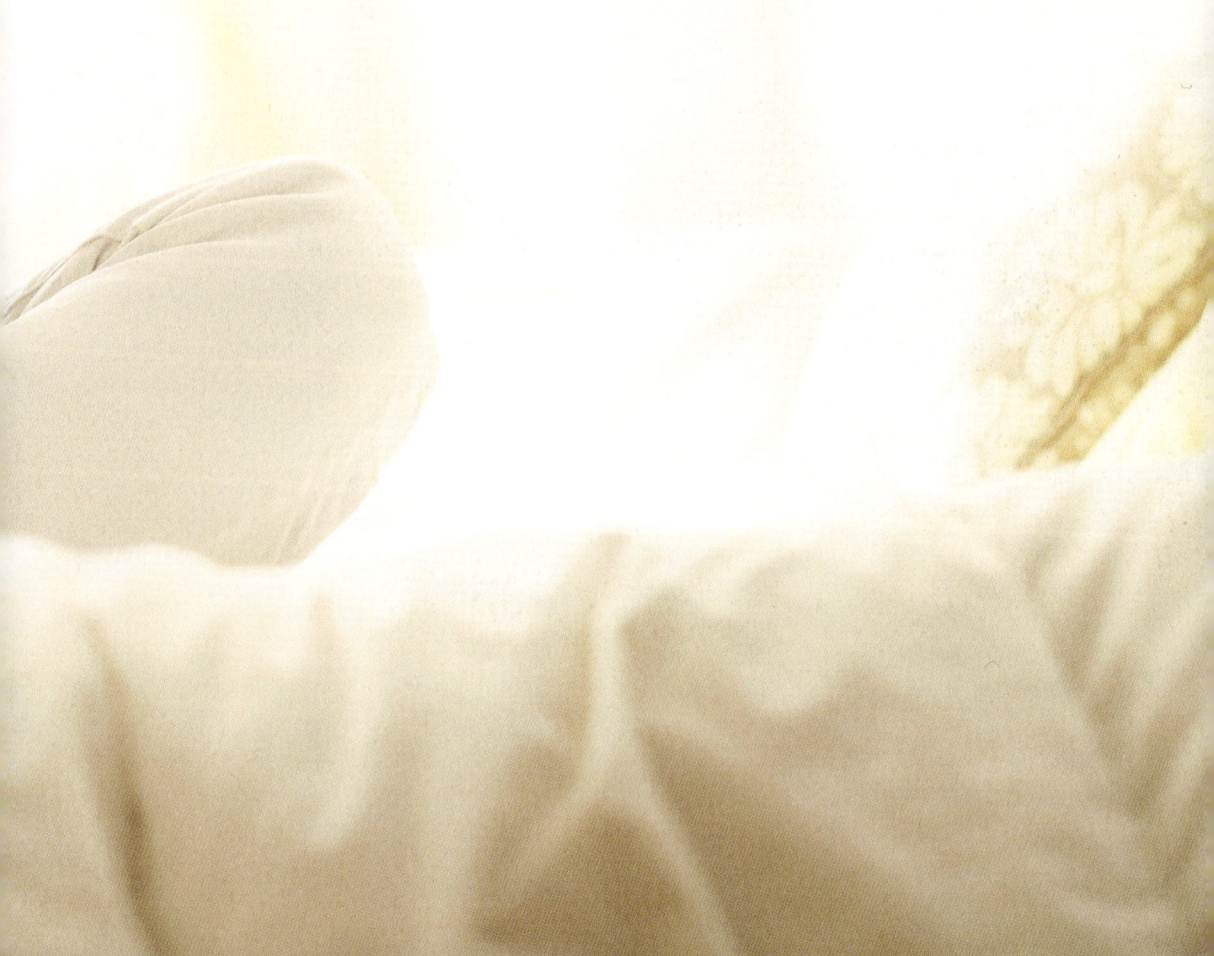

Grundlagen der TCM

Die Traditionelle Chinesische Medizin sieht den Menschen ganzheitlich und individuell. Sie basiert auf Gesetzmäßigkeiten, die aus der Natur übernommen und auf den Menschen übertragen wurden.

Die Traditionelle Chinesische Medizin (TCM) ist über 3000 Jahre alt und eines der ältesten Gesundheitssysteme der Welt. Gesundheit wird als ein harmonisches Gleichgewicht beschrieben, das zwischen allen körperlichen und energetischen Abläufen fließt und schwingt. Aus Sicht der TCM ist der ungestörte freie Fluss des Qi (der freien Körperenergie) und bestimmter Körpersubstanzen (wie Blut und Gewebesaft) die Grundlage der Gesundheit.

Innere und äußere Faktoren beeinflussen die Gesundheit

Dieses komplexe System kann durch innere und äußere Einflüsse verändert und phasenweise gestört werden. Bei Mann oder Frau entstehen verschiedene Regulations- und Funktionsstörungen oder bekannte Krankheiten. Hiervon können auch die Fortpflanzungsorgane betroffen sein, sodass es zu verminderter Fruchtbarkeit oder Störungen während einer Schwangerschaft kommen kann. Vielfältige Ursachen von innen (Gedanken, Emotionen) oder außen (Umweltgifte, Stress, Klima) sowie Erkrankungen und die ererbte Konstitution spielen dabei eine Rolle. Der Arzt oder Therapeut für TCM erfragt und berücksichtigt all diese Faktoren. Diagnose und Therapie sind dementsprechend individuell und können sehr unterschiedlich sein.

In der Kinderwunschbehandlung ist eine typgerechte Behandlung der Schlüssel; sie wird bei Männern und Frauen angewendet. Die folgenden Kapitel liefern Ihnen viele Informationen und Tipps sowie Anwendungen und Übungen, mit denen Sie ihr persönliches Gleichgewicht verbessern und unterstützen können.

Das Äußere wirkt nach innen – Feng Shui

Aus Sicht der chinesischen Medizin ist auch eine harmonische Umgebung wichtig für die Gesundheit. Dies wird unter anderem in

gen zur sogenannten Lebenspflege unterstützt. Dazu zählen Übungen aus dem Qigong, Massage, Kochen und Ruhen. Das richtige Maß zwischen Arbeit und Mühen sowie Ruhe und Muße ist entscheidend, um ein langes Leben zu erreichen. Im Rahmen dieses Buches lernen Sie es mit Hilfe von Übungen aus dem Yang Sheng kennen.

Die beiden großen Theorien

Die Lehre von Yin und Yang

Das hierzulande sehr bekannte Yin-Yang-Zeichen, das sogenannte Taiji-Symbol, stellt den Zusammenhang zweier Pole dar, die miteinander in enger Verbindung stehen. Dieses Symbol steht für ständige Bewegung zweier Wellen und stetige Wandlung im Pendeln um ein individuelles Gleichgewicht. Zwischen Yin und Yang besteht ein ständiger Wechsel, mit verschiedenen Übergangsphasen, wie z. B. Tag und Nacht oder Ebbe und Flut.

In der chinesischen Medizin symbolisiert das Symbol das Zusammenwirken von Körper (Yin) und energetischen Funktionen (Yang bzw. Qi), z. B. Muskeln (Yin) und Muskelbewegung (Yang). Dies setzt sich vom Großen ins Kleine immer weiter fort. Ziel ist ein dynamisches Gleichgewicht, bei dem ein freier Fluss zwischen den beteiligten Energien oder Organen schwingt.

Je fünf Entsprechungsbeispiele für Yin und Yang bei Kinderwunsch finden Sie in der folgenden Tabelle (Seite 38).

der Lehre des Feng Shui umgesetzt. Der Leitsatz »Das Äußere wirkt nach innen« findet insbesondere hier seine Anwendung. Eine freundliche, gut gelüftete und gut gereinigte Umgebung mit wenig dunklen Ecken oder scharfkantigen Gegenständen wirkt positiv auf unser Wohlbefinden – was sich wiederum auf die Fähigkeit, ein Kind zu empfangen, auswirken kann. Auch die Menschen in unserer Umgebung oder die Arbeitssituation sollten einen guten Einfluss auf uns haben. Seit jeher ist die belastende Wirkung von Wasseradern oder »verunreinigten Plätzen« bekannt. Heutzutage haben auch Belastungen durch Lärm und Elektrosmog, zum Beispiel auch durch WLAN, einen großen Einfluss. Dem sollte man besonders im Schlafzimmer Beachtung schenken, da man hier viele Stunden an einer Stelle verbringt.

Die Lebensregeln für ein langes Leben – Yang Sheng

Gesunderhaltung und -förderung wird in der chinesischen Medizin aktiv durch Übun-

Die Lehre der 5 Elemente

Die 5-Elemente-Lehre spiegelt einen Kreislauf der Natur (Seite 30) wider, der auf

Der weibliche Zyklus aus Sicht der Schulmedizin und der TCM

Der weibliche Zyklus wird in 4 Phasen eingeteilt. Während die klassische Schulmedizin sich dabei vor allem den Hormonen zuwendet, betrachtet die chinesische Medizin den Fluss von Energie und Säften.

Zyklusphasen aus Sicht der Schulmedizin

Die 4 Phasen des weiblichen Zyklus sind:
- Menstruationsphase (Regelblutung)
- Follikelphase (proliferative Phase – Aufbau der Gebärmutterschleimhaut und Reifung der Eizellen)
- Ovulationsphase (sekretorische Phase – Eisprung und am Ende Einnistung)
- Lutealphase (prämenstruelle Phase – weitere Einnistung oder Umschwung der Hormone, falls keine Schwangerschaft eingetreten ist, Seite 16)

Ein Zyklus beginnt mit der **Menstruationsphase** am ersten Tag einer Regelblutung. Im Laufe eines weiblichen Zyklus reifen in der **Follikelphase** zunächst mehrere Eizellen (Follikel) heran, wobei ein großer Teil der parallel heranreifenden Follikel zurückbleibt und abgebaut wird, während bis zuletzt um den Eisprung konkurriert wird. Es steigt die Konzentration u. a. von Östradiol an, in dessen Folge es zu hohen Werten von LH (luteinisierendes Hormon) und FSH (Follikel-stimulierendes Hormon) kommt und der Eisprung (Ovulation) ausgelöst wird. In der folgenden **Ovulationsphase,** auch sekretorische Phase genannt, steigt die Progesteron-Konzentration (und damit die Grundtemperatur um 0,5 Grad) an, was zu einer Rückkopplung im Gehirn führt und die Werte von LH und FSH verringert. Die Einnistung sollte an Tag 6–8 nach dem Eisprung erfolgen.

In der **Lutealphase** sinkt das Progesteron am Zyklusende bei nicht eingesetzter Schwangerschaft wieder ab. Dann entfällt die Rückkopplung und die FSH-Werte steigen an, was zu erneutem Heranreifen von Follikeln für den nächsten Menstruationszyklus führt.

Die Zyklusphasen aus Sicht der TCM

In den 4 Phasen des weiblichen Zyklus werden aus Sicht der TCM verschiedene Veränderungen im Fluss von Energie und Säften durchlaufen. Während der einzelnen Phasen können daher auch bestimmte Zustände mit Hilfe von Behandlungsmethoden der TCM beeinflusst werden, um die Fruchtbarkeit einer Frau zu verbessern. Aus Sicht der TCM werden

GROSSES YANG
Lutealphase

KLEINES YIN
Menstruationsphase

KLEINES YANG
Ovulationsphase

GROSSES YIN
Follikelphase

▲ Die Zyklusphasen aus Sicht der TCM

die Vorgänge im weiblichen Zyklus wie folgt beschrieben:

Die **Menstruationsphase** ist ein Übergang von der Phase des Großen Yang zum Beginnenden oder Kleinen Yin. Das Blut bewegt sich und die Menstruation kann jetzt reguliert und harmonisiert werden. Dies betrifft zum Beispiel eine schmerzhafte Regelblutung, eine zu lange oder zu starke Regelblutung, eine zu kurze und zu geringe Regelblutung oder Migräne bei der Regelblutung und anderes. Ein Beispiel ist das Lösen von Stagnationen des Yang und Qi, etwa von gestauten Energien im Holz-Element, was etwa bei schmerzhafter Blutung eine Rolle spielen kann.

Die **Follikelphase** ist eine Phase des Großen Yin. Hier wird die neue Gebärmutterschleimhaut aufgebaut. In dieser Phase benötigt der Körper »qualitativ gutes« Blut und Substanzen zum Aufbau einer ausreichend hohen und guten Schleimhaut. Aus Sicht der TCM sollte jetzt gegebenenfalls das Blut genährt und die Elemente Wasser und Holz gestützt werden, um damit den Aufbau der Gebärmutterschleimhaut und das Heranreifen von Follikeln zu verbessern.

In der **Ovualtionsphase** findet ein Übergang von Großem Yin zu Kleinem oder Beginnendem Yang statt. Im Körper herrscht eine große Dynamik zu der Zeit, wenn das Ei springt und die Säfte bereit sind. Nun kann der Eisprung unterstützt werden und das Ren Mai (Empfängnisgefäß) sowie das Du Mai (Lenkergefäß) gut beeinflusst werden. Sie sollen frei von Störfaktoren sein, um ihre Aufgaben in der Empfängnis gut wahrnehmen zu können. Auch wird das Element Wasser gestützt und Energiestauungen in den Elementen Holz und Wasser werden beseitigt, damit sich zum Beispiel eine stabile Temperaturerhöhung einstellt und lang genug bestehen bleibt.

Die **Lutealphase** ist eine Phase des Großen Yang. Nun sollten das Einnisten und Wachstum der befruchteten Eizelle unterstützt und dazu das Wasser- und Feuer-Element gestärkt werden. Zudem sollten die Energien frei fließen können und daher gegebenenfalls die Energien im Bereich des Holz-Elements ausgeglichen werden.

Abläufe im menschlichen Körper übertragen wird. Dieser Zyklus beginnt mit dem Element Holz, das das Feuer anfacht. Auf der anderen Seite entsteht daraus Asche, d. h. Erde. Wenn viel Erde aufeinandersteht, entsteht Erderz, also Metall. In der Tiefe der Erde löst das Wasser die Mineralien und Metalle, steigt an einer Quelle wieder auf und nährt als Fluss oder Regen die Wurzel eines Baumes – der Zyklus schließt sich.

Den einzelnen 5 Elementen werden körperliche und geistig-emotionale Anteile zugeordnet. Für ein gesundes und glückliches Leben sollte die Gewichtung der Elemente zueinander überwiegend ausgeglichen sein. Im 5-Elemente-Test (Seite 25) des vorangegangenen Kapitels konnten Sie Ihre individuelle 5-Elemente-Verteilung erfahren.

Entsprechungsbeispiele für Yin und Yang bei Kinderwunsch

Yang in der Fruchtbarkeit	Yin in der Fruchtbarkeit
Eisprung	Eizelle
Temperaturerhöhung nach dem Eisprung (2. Zyklushälfte)	Aufbau/Höhe der Gebärmutter-Schleimhaut (1. Zyklushälfte)
Östrogen	Progesteron
Erektion und Ejakulation	Konsistenz der Samenflüssigkeit und -menge
Beweglichkeit der Samenzellen	Mengen und Qualität der Samenzellen

Entsprechungsbeispiele für die 5 Elemente finden Sie in der folgenden Tabelle.

Einige Entsprechungen zu den 5 Elementen

	Holz	Feuer	Erde	Metall	Wasser
Jahreszeit	Frühling	Sommer	Spätsommer	Herbst	Winter
Himmelsrichtung	Osten	Süden	Mitte/Zentrum	Westen	Norden
Farbe	Grün	Rot	Gelb	Weiß	Schwarz
Geschmack	Sauer	Bitter	Süß	Scharf	Salzig
Richtung	Aufsteigen	Verteilen	Neutral	Absteigen	Zusammenziehen
Klimatischer Einfluss	Wind	Hitze	Feuchtigkeit	Trockenheit	Kälte
Festes Organ	Leber	Herz	Milz	Lunge	Niere
Hohles Organ	Gallenblase	Dünndarm	Magen	Dickdarm	Blase
Sinn	Sehen	Sprechen	Schmecken	Riechen	Hören
Öffnung zur Welt	Augen	Zunge	Lippen/Mund	Nase	Ohren
Emotion	Wut	Freude	Sorge	Trauer	Angst
Fähigkeit	Entwickeln	Verkünden	Harmonisieren	Strukturieren	Durchhalten
Kinderwunsch-Beispiele	Penis, Erektion, Regelblutung Gebärmutter, Blut	Hormone verteilen, Libido, Empfängnis	Stoffwechsel-Qualität, Nähren	Eindringen, Abgrenzen, Befeuchtung und Verteilung	Eizelle, Spermium, Prostata, Genetik

Die Diagnostik der TCM

Die schulmedizinische Diagnostik bei unerfülltem Kinderwunsch besteht in der Untersuchung der hormonellen Regulation (Seite 20) vor allem bei der Frau sowie der Gesundheit und Funktion der Organe bei Mann und Frau. Beim Mann wird zur Abschätzung der Fruchtbarkeit meist ein Spermiogramm angefertigt (Seite 155). Die schulmedizinische Diagnostik beruht daher auf »harten Fakten« und basiert auf einem eher anatomisch-mechanischen Menschenbild.

In der Traditionellen Chinesischen Medizin (TCM) wird dagegen von einem energetischen und dynamischen Gefüge ausgegangen, bei dem verschiedene Energien in einem harmonischen Zusammenspiel stehen sollten. Die TCM bezieht vielfältige Einflüsse in die Fähigkeit zur Fruchtbarkeit und Fortpflanzung mit ein. Dazu werden viele Fragen gestellt, die die Ernährung, das körperliche Wohlbefinden, Beschwerden oder Krankheiten, das Umfeld/die Umwelt und die Emotionen betreffen.

Neben der Befragung betrachtet der Arzt oder Therapeut für TCM die Zunge. Hier spielen Form, Farbe, Verteilung und Beschaffenheit des Belages sowie weitere Zeichen eine Rolle. An beiden Handgelenken werden die Pulse genau ertastet, die die energetische Verteilung im Körper widerspiegeln.

Der Arzt oder Therapeut für TCM beurteilt die erhobenen Befunde und die Grundkonstitution nach den sogenannten Leitkriterien, den betroffenen Elementen und Meridianen sowie nach den Störfaktoren.

Diese Bewertung ergibt ein individuelles Bild des Zusammenspieles von Yin und Yang und der 5 Elemente in einem Menschen sowie die chinesische Diagnose nach den oben genannten Kriterien. Es kann sein, dass zwar schulmedizinisch keine harten Fakten beim Patienten gefunden werden, der Arzt oder Therapeut für TCM aber sehr wohl energetische Veränderungen oder Verschiebungen feststellen und benennen kann, die die Funktion der Organe beeinflussen und zu (relativer) Unfruchtbarkeit führen.

Die 8 Leitkriterien sind:
- Inneres – Oberfläche
- Yin – Yang
- Leere – Fülle
- Kälte – Hitze

Die von einer Störung betroffenen Elemente (Holz, Feuer, Erde, Metall oder Wasser) und

Mögliche Einflüsse, durch die Störfaktoren entstehen können.

6 klimatische Faktoren	7 emotionale Einflüsse	Neutrale Einflüsse
Wind	Zorn	Bewegungsmangel oder -fülle
Kälte	Furcht und Schock	Verletzungen
Trockenheit	Trauer	Operationen
Feuchtigkeit	Sorge	Unfälle
Glut	Grübeln	Ernährungsfehler
Hitze	Lust	Zu hoher Alkoholkonsum

die betroffene Energiebahn müssen bezeichnet werden.

Störungen im Bereich der Fruchtbarkeit

Erkrankungen, auch eine verringerte Fruchtbarkeit, werden generell als Folge von Störungen, Mangel oder Überfülle von Yin oder Säften, Yang oder Qi in den Funktionsbereichen des Menschen oder in den Energiebahnen gesehen.

Die Ursachen dafür können sich in Störungen des inneren Gleichgewichts finden, also der emotionalen Bewegungen, oder auch Folge eines von außen eingedrungenen krankmachenden Faktors (wie etwa Kälte, Wind oder Feuchtigkeit, Seite 39) sein. Weiterhin können Fehler in der Ernährung, aber natürlich auch Unfälle und Verletzungen in das Gleichgewicht eingreifen und wie eine Art Störfeld kurz- oder auch langfristig die Gesundheit beeinträchtigen, Energieflüsse ändern oder blockieren und damit Yin und Yang aus der Balance bringen.

Merke Aus der Sicht der TCM sind wir durch unseren Lebensstil zu mindestens 50 % für unsere Gesundheit verantwortlich!

Wie entstehen also Symptome oder Krankheiten? Die wichtigsten Auslöser sind:
- innere Einflüsse wie Stress, Trauer oder Ärger
- äußere Einflüsse (z. B. Infektionen)
- neutrale Einflüsse wie die Zusammensetzung der Nahrung und zu schnelles Essen, zu viel oder zu wenig Bewegung, zu wenig Schlaf, äußere Verletzungen o. a.

All diese Faktoren führen zu einer Beeinträchtigung des Fließgleichgewichts, das der Körper durch Umlenkung von Energie zu stabilisieren versucht. Vieles davon kann unser Körper selbst regulieren. Gelingt es nicht oder nur bedingt, kann sich auch Materie (Säfte bzw. Yin) ansammeln und verfestigen. Oder es kommt zu Fehlen oder Stauung von Energie. Auf diese Weise entstehen zum Beispiel Schmerzen oder Knoten, Zysten oder Myome.

Die Auswahl der passenden TCM-Behandlung

Eine Diagnose aus Sicht der Chinesischen Medizin wird, wie bereits erwähnt, mit Hilfe der Puls- und Zungendiagnostik, der allgemeinen Betrachtung eines Menschen und der Befragung gestellt. Gleichzeitig unterscheidet der Arzt und Therapeut einerseits, an welcher Stelle bzw. an welchen Stellen das Gleichgewicht gestört ist und sichtbar wird (die sogenannten Zweige einer Erkrankung), und andererseits den Ursprung (die sogenannte Wurzel der Erkrankung). Je nach Ausprägung der Erkrankungen beginnt eine Behandlung an den Zweigen oder an der Wurzel oder an beidem gleichzeitig. Der Arzt oder Therapeut wählt dementsprechend die geeignete Therapie aus.

Therapieverfahren der TCM
Die Therapieverfahren der Traditionellen Chinesischen Medizin sind:
- Akupunktur und Moxibustion
- Akupressur und Massagen (Shiatsu oder Tuina)
- Chinesische Arzneitherapie (überwiegend Kräuterheilkunde)

- Ernährung nach der Fünf-Elemente-Lehre
- Bewegungsverfahren wie Qigong oder Tai Chi

Jedem dieser Therapieverfahren wird in diesem Buch ein Kapitel mit Anleitungen zur Selbstbehandlung gewidmet, in dem zu jedem der 5 Elemente passende Übungen und Tipps sorgfältig ausgewählt wurden.

Westliche Diagnosen und was die TCM dazu sagt

Vor dem Versuch, Diagnosen zu vergleichen, sollte man zunächst verstehen, wie die chinesische Medizin sich die Entstehung von Störungen vorstellt.

Dazu ist es wichtig zu wissen, dass die beeinflussenden Faktoren einerseits bestimmte Elemente betreffen (Holz, Feuer, Erde, Metall oder Wasser), andererseits die den Elementen zugeordneten Yin und Yang sowie Qi und Säfte. Je nach beteiligtem Störfaktor bzw. dem Zusammenkommen der Einflüsse entwickeln sich verschiedene Symptome, die sogenannten Syndrome oder Muster in der TCM.

Störfaktoren, wie zum Beispiel Hitze, Kälte, Qi-Probleme, Leere oder Fülle, können auch in Kombination auftreten. Ebenfalls spielt die Grundkonstitution eines Menschen eine Rolle in der Empfänglichkeit für einzelne Störfaktoren und in der Behandlung eines Menschen. Daher benötigt man in den meisten Fällen einen erfahrenen TCM-Arzt oder -Therapeuten zur korrekten Bewertung der Befunde.

Selbst wenn keine dieser Befunde oder Diagnosen vorliegen, besteht bei vielen Menschen ein gewisses Regulationsungleichgewicht, das Sie mit Hilfe des individuellen 5-Elemente-Tests (Seite 25) bestimmen können.

> **Achtung bei chronischen Beschwerden**
>
> Die Gesundheitsratschläge in diesem Buch sollen als Hilfe zur Selbsthilfe dienen und ersetzen keine Diagnostik oder Behandlung durch einen Arzt oder Therapeuten. Besonders bei wiederkehrenden Beschwerden oder bestehenden chronischen Krankheiten sollte ein Therapeut der Chinesischen Medizin zu Rate gezogen werden. Insbesondere bei der Unterstützung des Kinderwunsches gibt es aber eine ganze Reihe von Möglichkeiten der risikolosen Selbstbehandlung, die durchaus ausprobiert werden können, bevor die professionelle Unterstützung durch einen TCM-Arzt oder -Therapeuten angezeigt ist.

Beispiele: Regelblutung und Endometriose

Das Element, das meist bei der Regelblutung betroffen ist, ist vor allem das Holz-Element. Vielfach sind auch das Wasser-Element und häufig das Erd-Element beteiligt. Wie es in Ihrem Fall aussieht, sollte ein qualifizierter Therapeut für Sie herausfinden. Aufgrund der aus Sicht der TCM vielfältigen Ursachen für veränderte Befunde oder schulmedizinische Diagnosen gibt es häufig mehrere mögliche Syndrome/Muster der TCM, die zu einer westlichen (schulmedizinischen) Bezeichnung passen würden. Um etwa in der

TCM eine Endometriose zu diagnostizieren, würde man zum Beispiel die Merkmale der Regelblutung genauer erfragen:
- schmerzhaft ja oder nein, Qualität, Zeitpunkt und Ausprägung des Schmerzes
- Zyklus-Anamnese (Länge, Blut, Konsistenz)
- Wo sitzt die Endometriose? Welche Organe sind ggf. befallen?
- Wurde bereits operiert oder wie wird schulmedizinisch therapiert (Hormongabe)?
- Wann hat sie begonnen, wie war der bisherige Verlauf?
- Wie sieht die Ernährung aus?
- Welche weiteren Symptome zeichnen sie insbesondere noch aus?

Darüber hinaus spielen die Grundkonstitution und ggf. weitere Beschwerden der Frau eine Rolle.

Menstruation – Auswahl der zu bewertenden Befunde in der TCM

Zykluslänge	Blutmenge	Farbe des Blutes	Konsistenz des Blutes	Schmerzen	chinesische Bezeichnung/ Muster
verlängert	wenig, unregelmäßig	hellrotes Blut oder dunkelpurpur	dünn, wässrig	keine oder dumpfe eher leichte Schmerzen, ortsständig	Leere-Kälte
verlängert oder fehlend	wenig	matt bis schwarz	dick, klebrig, ggf. klumpig	dumpfe Schmerzen, ortsständig	Fülle-Kälte
verkürzt	wenig oder ständig tropfend	hellrot	klar, wässrig, ggf. kleine Klumpen	keine oder bohrende Schmerzen, ortsständig	Leere-Hitze
verkürzt	sehr viel, wie eine Lawine	dunkelrot oder purpurrot	dickflüssig, oft Blutklumpen	bohrende Schmerzen, ortsständig	Fülle-Hitze
oft verkürzt	zu viel	gelblich, teilweise rot	dickflüssig	brennend oder dumpf, ortsständig	Nässe-Hitze
verlängert oder verkürzt	sehr viel Blut oder sehr schmerzhafte Blutung oder Schmierblutung	hellrot	dünn, wässrig	keine oder wenig	Blut-Mangel
verlängert oder fehlend	wenig	hellrot oder gelblich	dünn, wässrig	keine oder wenig	Qi-Mangel

Zykluslänge	Blutmenge	Farbe des Blutes	Konsistenz des Blutes	Schmerzen	chinesische Bezeichnung/ Muster
unregelmäßig, verlängert oder verkürzt	wenig, ungleichmäßiger Fluss	purpurrot	dick, klebrig, klumpig	starke Schmerzen, auch wandernd oder stechend	Qi-Stauung
verlängert oder fehlend	wenig	dunkelrot	klumpig	starke, bohrende Schmerzen	Blut-Stase
verlängert oder fehlend	wenig oder zu viel	hellrot	dickflüssig	brennend oder dumpf, eher ortsständig	Schleim-Nässe

Schulmedizinische Diagnosen aus Sicht der TCM

Eine Übersicht, wie die schulmedizinischen Diagnosen aus Sicht der TCM bezeichnet werden könnten, finden Sie im Folgenden.

Je nach Ursprung und weiterer Entwicklung der Erkrankung oder Beschwerden können von Fall zu Fall andere Elemente betroffen sein:

Schulmedizinischen Diagnosen aus Sicht der TCM

Westliche Bezeichnung	Chinesisches Syndrom nach den Leitkriterien und Störfaktoren	Betroffene Elemente
Endometriose	Qi- und Blut-Stase durch Kälte, feuchte Hitze, Schleim, Qi-Stau bei Fülle, Qi- und Blutmangel	Holz Wasser Erde
Polyzystische Ovarien (PCO-Syndrom)	Qi-Mangel, Schleim-Feuchtigkeit, Qi-Fülle, Qi-Stagnation mit Blut/Säfte-Stase	Holz Wasser Erde
Myome	Nieren-Qi-Mangel, Schleim-Feuchtigkeit, Leber-Fülle, Qi-Stagnation mit Blut-Stase	Holz Wasser
Schmerzhafte Regelblutung	Qi-Stagnation mit Leere oder Hitze, Blut-Stagnation (aufgrund von Qi-Stase, Leere oder Kälte, Feuchtigkeit, feuchte Hitze, Qi- und Blut-Mangel)	Holz Wasser Erde

Westliche Bezeichnung	Chinesisches Syndrom nach den Leitkriterien und Störfaktoren	Betroffene Elemente
Kurze Zyklen	Blut-Hitze, Qi-Mangel, feuchte Hitze, Blut-Stase	Holz Wasser Feuer
Schmierblutung	Blut-Stase, Yin-Leere	Holz Wasser Erde
Zu lange Zyklen bis Ausbleiben der Blutung	Blut-Leere, Nieren-Leere, Kälte, Qi- und Blut-Stase	Holz Wasser Erde
Zu starke Blutungen	Blut-Hitze, Blut-Stase, Qi-Mangel, feuchte Hitze	Holz Wasser Feuer Erde
Zwischenblutungen	Leere-Hitze, Leber-Hitze bei Qi-Stase, Feuchtigkeit und Hitze, Blut-Stase	Holz Wasser Feuer
Zu wenig Blut	Blut-Leere, Nieren-Leere, Kälte, Blut-Stase, Schleim-Feuchtigkeit	Holz Wasser Erde
Unregelmäßige Blutungen	Leber-Qi-Stase, Nieren-Leere	Holz Wasser
Gelbkörperschwäche	Qi- und Blutleere, Nieren-Yin-Mangel, Jing-Mangel	Holz Wasser Erde
OAT-Syndrom • Zu wenig Spermien • Zu wenig bewegliche Spermien • Zu wenig komplette, heile Spermien	Feuchte Hitze, Leber-Qi-Stau, Blut-Mangel, Yin-Mangel	Holz Wasser Feuer Erde
Prostatitis	Feuchte Hitze, Leber-Qi-Stase	Holz Wasser

Westliche Bezeichnung	Chinesisches Syndrom nach den Leitkriterien und Störfaktoren	Betroffene Elemente
Ejakulationsproblem	Qi-Stau, Qi-Mangel, Blut-Mangel, Leber-Qi-Stau	Holz Wasser Erde Metall
Wenig Ejakulat	Yin-Mangel, Jing-Mangel Qi- und Blut-Mangel	Holz Wasser Erde Metall

Die 3 energetischen Schätze der TCM: Qi, Jing und Shen

Zu den Grundbegriffen der Traditionellen Chinesischen Medizin zählen neben Yin/Yang und den 5 Elementen auch die Begriffe »Qi«, »Jing« und »Shen«.

Das **Qi** steht für die gerade aktiven Energien, die uns zur Verfügung stehen und Säfte oder Prozesse in Bewegung bringen oder halten. Das Qi setzt sich aus angeborener und erworbener Energie zusammen.

Das **Jing** hingegen steht für die angeborene Konstitution unseres Körpers. Es steht symbolisch auch für unsere Lebenslänge und ist teilweise auch die Quelle auch unserer aktiven Energien (Qi). Dieses verborgene Potenzial wird auch an unsere Nachkommen vererbt. Heutzutage steht es für das eigene genetische Potenzial.

Der **Shen** wiederum steht für geistige Energie und die äußere Darstellung dieser Kraft in Form von Charakter, mentalen Fähigkeiten und Ausstrahlung eines Menschen.

Für die Fruchtbarkeit sind alle drei unverzichtbare Schätze. Das Jing steht dabei in besonderem Bezug zu Kraft und Qualität in der Fortpflanzung, der Empfängnisfähigkeit und Schwangerschaft. Daher sollte der Mensch, aus Sicht der TCM, nicht zu verschwenderisch mit dieser Energieform Jing umgehen. Dem Ideal nach versuchten Männer und Frauen im alten China aus diesem Grund, sich die Sexualsäfte des anderen Geschlechts zunutze zu machen, indem Sie versuchten ihre Säfte zu behalten (also nicht zu ejakulieren), die Säfte des anderen jedoch zu bekommen, um dadurch mehr Lebenskraft zu erlangen. Dies kann man z. B. in der alten Quelle »Geheimnisse des Jadezimmers« oder in dem Buch »Chinesische Liebesgeheimnisse« nachlesen.

Qi, Jing und Shen

Qi Aktive Energie, Erzeugung von Prozessen, es gibt verschiedene Unterformen des Qi.
Jing Das energetische Fundament des Lebens, angeborene Konstitution, das genetische Potenzial.
Shen Das Bewusstsein, die Persönlichkeit und Ausstrahlung, mentale Kraft.

Selbstbehandlung mit Akupressur

Akupunktur darf und sollte nur ein erfahrener Therapeut anwenden, doch Sie selbst können Ihren Kinderwunsch mit Hilfe der Akupressur sanft unterstützen.

Obwohl in China noch heute ca. 80–90 % aller Gesundheitsbeschwerden mit der chinesischen Arzneitherapie behandelt werden, ist die Akupunktur, eine sogenannte Therapie von Außen, das weltweit bekanntere Verfahren der TCM. Das mag daran liegen, dass der Import und das Anwenden von Nadeln für die nicht-chinesischen Pioniere der TCM zunächst einfacher waren als die chinesische Arzneitherapie.

Zu den klassischen Verfahren gehört ebenfalls die Stimulation von Akupunkturpunkten über Massageverfahren, die mit Pressen, Schieben, Greifen und Berühren einen Einfluss auf den Energiefluss ausüben. Es sind Verfahren wie die Akupressur, Shiatsu und Tuina.

Weitere Therapien von Außen (auf die in diesem Buch nicht näher eingegangen wird) sind übrigens das Schröpfen oder Schaben bestimmter Hautoberflächen oder die Behandlung mit Moxibustion (Seite 51).

Akupunktur – Nadeln für Profis

Die Akupunktur ist eines der ältesten Verfahren der Traditionellen Chinesischen Medizin. Die Möglichkeit, über oft weit entfernt liegende Akupunkturpunkte innere Organe bzw. gestaute Energie zu beeinflussen ist seit Jahrtausenden bekannt. Es gibt Nachweise dafür, dass bereits vor 5000 Jahren einige der heutigen Akupunktur-Punkte von den damaligen chinesischen Ärzten am Körper behandelt wurden. Manchmal wurden diese punktuellen Orte mit kleinen Bambus-Nadeln gestochen, oder es wurde auf ihnen chinesisches Beifußkraut verbrannt (Seite 51).

Die Meridiane

Die Akupunkturpunkte finden sich auf Energiebahnen, den sogenannten Meridianen. Eine grundlegende Vorstellung ist, dass Energie entlang dieser Meridiane über den Körper strömt und zirkuliert, so wie Flüsse

Die 12 Energiebahnen werden von verschiedenen Abzweigungen, den sogenannten Netz- und Muskelleitbahnen, ergänzt. Zudem gibt es acht sogenannte unpaarige Leitbahnen, die als große und eher stille Reserven zwischen den einzelnen Meridianen ziehen und keinem Organ zugehörig sind. Zusätzlich wichtig sind zwei einzelne Meridiane (Ren Mai und Du Mai), die vorn und hinten mittig auf dem Körper verlaufen. Sie spielen unter anderem im Rahmen der Fruchtbarkeit eine wichtige Rolle.

In manchen Akupunkturpunkten kreuzen sich auch Bahnen, oder diese Energieleitbahnen können durch Akupunktur-Kombination miteinander verbunden werden.

eine Landschaft durchströmen. Entlang von 12 Leitbahnen oder Meridianen wird das Qi (die Energie) durch den Körper und die Organe gelenkt und kann hierbei an bestimmten Punkten durch eine Akupunktur-Behandlung umgeleitet und damit reguliert werden. Bei den Akupunkturpunkten handelt es sich nicht um Nerven, die stimuliert werden, sondern um Energieflüsse.

Die 12 Haupt-Energieleitbahnen (Meridiane) sind symmetrisch beidseits am Körper angelegt. Das bedeutet, dass es die Bahnen auf jeder Körperseite einmal gibt. Sie stehen mit den Organen in enger Verbindung und verlaufen in einem großen, ununterbrochenen Kreislauf in drei Umläufen über den Körper. Auf den 12 Abschnitten des Gesamtumlaufes gibt es traditionell insgesamt 349 Akupunktur- und Extrapunkte, über die man Einfluss nehmen kann. Typischerweise werden die Punkte mit feinen Stahlnadeln gestochen und stimuliert. Man kann diese Punkte aber auch massieren oder erwärmen (Seite 48).

Stimulation der Akupunkturpunkte

Die Akupunkturpunkte funktionieren, je nachdem, wie sie kombiniert und stimuliert werden, wie Schleusen und Wehre: Sie können Energie sammeln, umlenken und einen Schub oder Schwung von Energie in eine Bahn oder ein Organ bringen. Ein einzelner Punkt ist jedoch meist nur ein kleiner Teil der Energieregulation, sodass ein Zusammenspiel mehrerer Punkte notwendig ist, um Energieflüsse längerfristig zu verändern. Man kann es wie in der Musik sehen: Ein Ton ist nur ein Teil eines Akkordes oder einer Harmonie.

Neben den klassischen Punkten gibt es noch einige sogenannte Extrapunkte, die im Laufe der Jahrhunderte ergänzt wurden. Für eine Übersicht über die Verläufe und Punkte wurden Karten erstellt, die meist nur die äußeren Verläufe der Energiebahnen (ohne Abzweigungen) mit den entsprechenden Akupunkturpunkten anzeigen.

Bahnen, die unter anderem mit Fruchtbarkeit und den Geschlechtsorganen in Verbindungen stehen, sind zum Beispiel:
- der Leber-Meridian
- der Nieren-Meridian
- der Milz-Meridian
- das Ren Mai (Empfängnisgefäß)

Wissenschaftliche Aspekte

Die moderne Wissenschaft versucht, die Wirkung der Akupunktur mit der embryonalen Entwicklung des Menschen zu begründen. So entstehen viele Gewebe zunächst an anderer Stelle im Körper und wandern im Rahmen der Entwicklung an den späteren Platz. Man geht davon aus, dass ursprünglich benachbarte Gewebe am vollständig entwickelten Körper auch dann noch miteinander kommunizieren können, wenn sie sich nicht mehr nebeneinander befinden.

Das anatomische Korrelat der Akupunkturpunkte ist bis heute noch nicht genau geklärt. Die Wirksamkeit einer Behandlung dagegen wurde vielfach wissenschaftlich erwiesen. Der Erfolg einer Akupunkturbehandlung ist abhängig von der Punktauswahl und Punktkombination sowie der Stichtechnik des Akupunkteurs. Eine Akupunkturbehandlung erfolgt meist als Serie von 6 bis 12 Behandlungen. Dies ist abhängig von den Beschwerden und dem Menschen, der behandelt werden soll.

Wie bei jedem TCM-Verfahren werden die Konstitution des Menschen und die aktuelle Krankheitssituation mit in die Auswahl der zu behandelnden Punkte einbezogen.

Akupressur – optimal zur Selbstbehandlung

Akupressur ist ein weiteres klassisches Verfahren der Traditionellen Chinesischen Medizin (TCM). Auch sie ist ein sogenanntes Verfahren von Außen und eignet sich hervorragend zur Selbstbehandlung, selbstverständlich auch bei Kinderwunsch!

Bei der Akupressur werden bestimmte Punkte (Seite 49) am Körper mit dem Finger gedrückt und massiert. Die benutzten Punkte sind in der Regel bei der Akupunktur und Akupressur dieselben, die Wirkung der Akupressur ist jedoch nicht so stark wie die Behandlung mit Akupunkturnadeln. Durch

Benennung der Akupunkturpunkte

Während die westliche Medizin zur Vereinfachung die Akupunkturpunkte einer Energiebahn durchnummeriert hat, gaben die Chinesen den einzelnen Punkten bildhafte Namen, die mitunter auf ihre Verwendung schließen lassen. So heißt der Punkt Milz 6 (Mi 6) chinesisch »Sanyinjiao«, was übersetzt so viel bedeutet wie »die Zusammenkunft der drei Yin«. In diesem Punkt kann Einfluss auf alle drei Yin-Energiebahnen des Beines (das sind Milz-, Leber- und Nieren-Leitbahn) genommen werden, was großen Einfluss zum Beispiel auf die Dynamik von Saft- und Blut-Fluss im unteren Teil des Körpers (unterhalb des Nabels) hat. Der Punkt wird daher häufig bei Verdauungs- oder Regelblutungsstörungen eingesetzt.

eine regelmäßige Anwendung kann dennoch eine deutliche Besserung von Beschwerden erreicht werden, und sie lässt sich praktisch jederzeit und an jedem Ort durchführen.

Wirkungsweise der Akupressur

Durch Druck auf ausgewählte Punkte am Körper manipuliert man das Qi (die Energie) durch die Massage derart, dass der Energiefluss sich optimiert und das Qi ungehindert durch die Hauptenergiebahnen bis in die Organe des Körpers fließen kann. Eine Akupressur-Massage verbessert den Gewebe- und Muskelstoffwechsel, die Beweglichkeit der Sehnen und Gelenke sowie den Lymphfluss. Über eine Stimulation der Punkte werden Schmerzen gelindert und die Immun-

❖ Akupunkturbahnen

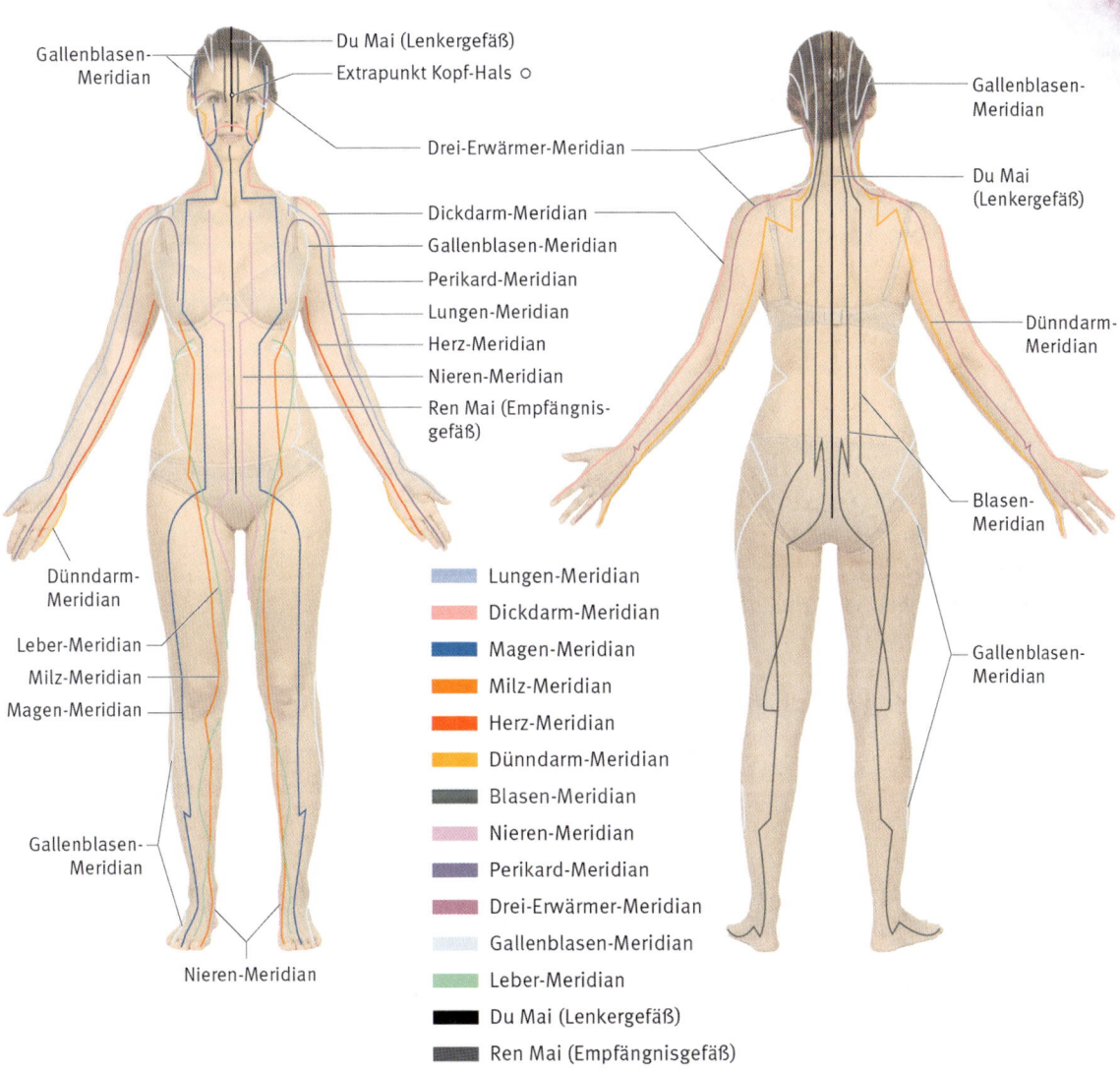

abwehr verbessert, die Emotionen werden harmonisiert, und es kommt zu mehr körperlicher und geistiger Entspannung.

Die Punkte müssen zunächst mit Hilfe von anatomischen Beschreibungen, Zeichnungen oder Karten gefunden werden (Seite 49). Oft sind die Punkte bei Ungleichgewichten druckempfindlich. Häufig findet man am Akupressurpunkt ein leicht verfestigtes oder etwas weicheres Gewebe als im Umgebungsgewebe.

Man kann grundsätzlich die Punkte oder die Regionen pressen, kneten, schieben, kräftig gerade reiben, reiben, greifen, kneifen, zwirbeln, klopfen, schlagen, klatschen, kämmen, kratzen oder vibrierend bewegen.

Merke: Es empfiehlt sich, die Akupressurpunkte und Massagetechniken in einem Kurs zu erlernen oder sie von einem TCM-Arzt oder -Therapeuten gezeigt zu bekommen.

Das sollten Sie wissen, bevor Sie Akupressur anwenden

Bei jeder Störung gibt es verschiedene Gründe für Energie-Ungleichgewichte im Körper. Deshalb kann die Akupressur an den hier empfohlenen Punkten nicht in allen Fällen helfen. Die ausgewählten Punkte sind auf die häufigsten Energiestörungen bezogen. Ist ein Punkt nicht empfindlich, so sollte er aus Sicht der TCM dennoch behandelt werden, wenn er zur Störung passt.

Andererseits finden sich an vielen Stellen unseres Körpers bei jedem Menschen verschiedene druckempfindliche Punkte, die meist nicht auf Akupunkturbahnen liegen. Und was im Gegenzug keinesfalls bedeutet, dass jemand krank oder im Ungleichgewicht

sein muss. Es kann sich um Nervenaustrittspunkte, Blutgefäße oder Ansatzpunkte von Sehnen handeln, die häufig druckempfindlich sind.

Eine sogenannte »Erstverschlechterung«, wie sie z. B. aus der Homöopathie bekannt ist, gibt es bei der Akupressur im Regelfall nicht – eine Besserung stellt sich normalerweise schnell ein.

Die Akupressur ersetzt keine qualifizierte Diagnostik oder Behandlung durch einen Arzt und es ist wichtig, dass Ihr behandelnder Arzt informiert ist, wenn Sie regelmäßig Akupressur anwenden.

Schwangere Frauen sollten die Akupressur nicht ohne vorherige Beratung mit ihrem Arzt oder Therapeuten für Chinesische Medizin durchführen.

Akupressur – So wird's gemacht

Zunächst suchen Sie mit dem Finger einen Akupunkturpunkt, der in der Regel als eine

> **Vorsicht bei akuten Problemen!**
>
> Bei akuten Problemen, wie zum Beispiel Kopfschmerzen, massieren Sie den Punkt zunächst nicht, sondern halten ihn für ca. 10 bis 30 Sekunden gedrückt, je nach Schmerzempfinden. Dann können Sie auch 3–5 Mal kräftig drücken oder 15 bis 20 Mal mittelstark massierend drücken oder 20–30 Mal mit den Fingerkuppen klopfen – je nachdem, was sich für Sie am geeignetsten anfühlt.

Moxibustion

Die Moxibustion bzw. Moxa- oder auch Brenntherapie ist ein sehr altes Heilverfahren aus der Traditionellen Chinesischen Medizin (TCM). Das verwendete Beifuß-Kraut gilt in Ost und West seit alters her als Heil- und Gewürzpflanze. Die in der TCM gewünschte Heilwirkung findet sich jedoch nur im chinesischen Kraut und nicht beim Beifuß, der bei uns im Westen gewachsen ist.

Bei der Moxibustion verbrennen bzw. verglimmen kleine Mengen von getrockneten, feinen Beifußfasern auf oder über bestimmten Akupunkturpunkten. Dadurch erhöht man das Energieniveau und mobilisiert den Energiefluss im Körper bzw. in der behandelten Energie-Leitbahn (Meridian). Man unterscheidet die Anwendung über der Hautoberfläche von der Anwendung auf einer Akupunktur-Nadel, der sogenannten Feuer-Nadel. Es gibt auch noch andere, weniger verbreitete Verfahren der Moxibustion.

Moxibustion kann auch bei Kinderwunsch wichtig sein.

Hinweis

In der Schwangerschaft wird z. B. der Punkt Blase 67 mit Moxibustion behandelt, um das Kind zum Drehen aus einer Beckenendlage in die Schädellage anzuregen. Dies ist nur während weniger Wochen und erst ab der 32. Schwangerschaftswoche möglich.

Die Moxibustion sollte nur von einem erfahrenen Arzt oder Therapeuten durchgeführt werden.

Vertiefung zu tasten ist. Wenn der Akupunkturpunkt eine Behandlung »benötigt«, ist er häufig auch druckempfindlich.

Haben Sie den Punkt gefunden, drehen Sie unter leichtem Druck Kreise im Uhrzeigersinn und gegen den Uhrzeigersinn, um festzustellen, welche Richtung angenehmer ist. Diese ist dann die erste Massagerichtung. Der Punkt wird bis zu 3 Minuten sanft kreisend massiert. Dabei nimmt die Empfindlichkeit des Punktes spürbar ab. Ist der Punkt entspannt und nicht mehr druckempfindlich oder schmerzhaft, können Sie sich bei Bedarf dem nächsten Punkt zuwenden.

Üblicherweise werden die Punkte symmetrisch an beiden Körperseiten behandelt, da die Energiebahnen auf beiden Seiten des Körpers verlaufen – mit der Ausnahme der mittig angeordneten Einzelbahnen Ren Mai und Du Mai. Akupressiert werden kann 1–3 Mal pro Tag, je nachdem wie stark die Beschwerden sind. Sie können die Punkte täglich oder alle 1–2 Tage für 10–20 Minuten massieren, und entweder nur einen oder mehrere Punkte als Serie stimulieren, je nach Anspannung oder Erschöpfung und Ihrem persönlichem Bedarf.

Als Laie sollte man die Punkte zunächst eher drücken und/oder kreisend stimulieren und einen Akupressurpunkt nicht nur in eine bestimmte Richtung (mit oder gegen den Energiefluss) massieren, wie es ggf. ein erfahrener Behandler macht.

Akupressurpunkte zum Ausgleich der Elemente

Haben Sie im 5-Elemente-Test (Seite 25) bei einem der Elemente mehr als 8 Punkte erhalten, kann die Behandlung der jeweiligen Akupressurpunkte das entsprechende Element ausgleichen und Ihrem Kinderwunsch dadurch zugutekommen.

Akupressurpunkte für das Element Holz

Die im Folgenden genannten Punkte passen besonders gut, wenn Sie im 5-Elemente-Test bei Holz mehr als 8 Punkte hatten. Sie können allgemein positiven Einfluss im Bereich der Fruchtbarkeit haben. Insbesondere die Förderung des freien Flusses von gestauter Energie oder Säften, z.B. als Emotionen oder Regelschmerzen, wären Gründe für diese Punkteauswahl. Die Punkte können einzeln oder als Folge nacheinander, gern beidseits massiert werden.

Leber 3
Bezeichnung: chinesisch: Taichong – Großes Heranstürmen, Die mächtige Straße

Lage: Der Punkt Leber 3 liegt auf dem Leber-Meridian in einer Vertiefung auf dem Fußrücken zwischen den Mittelfußknochen von Großzeh und zweitem Zeh.

Besonderheit: Er beeinflusst neben dem Holz-Element auch den Bereich des Elementes Erde und hat Zugang zur sogenannten »echten« Quelle der Holz-Energie.

Wirkung: Er verteilt die Energie des Holz-Elementes und behandelt bzw. beugt damit Stauungen vor. Er sorgt dafür, dass Holz-Energie nicht aufsteigt (aufsteigendes Qi) und zum Beispiel zu emotionaler Spannung oder Kopfschmerzen führt. Er nährt und stärkt das Blut z.B. für den Aufbau einer guten Gebärmutterschleimhaut. Der Punkt sorgt für eine gleichmäßige Wärme- und Sälfteverteilung unterhalb des Nabels, und eine gleichmäßige und schmerzarme Regelblutung.

Im Rahmen des Kinderwunsches ist der Punkt Leber 3 für die Regelblutung und die Entspannung von Emotionen und Schmerzen von großer Bedeutung.

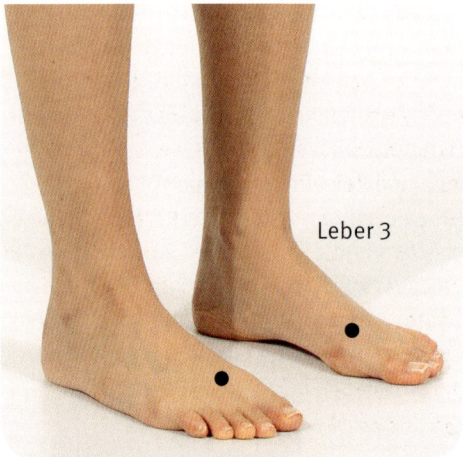

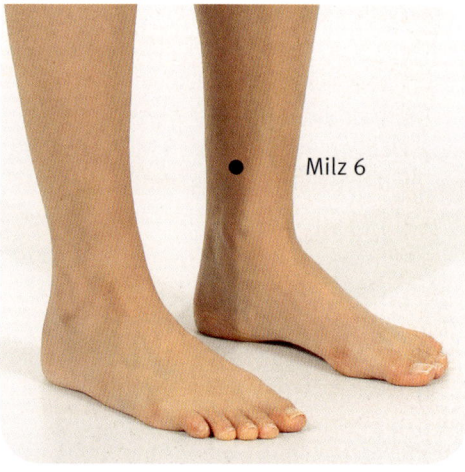

Milz 6

Bezeichnung: chinesisch: Sanyinjiao – Verbindung der drei Yin

Lage: Der Punkt Milz 6 liegt auf dem Milz-Meridian auf der Innenseite des Unterschenkels eine Handbreit oberhalb des höchsten Punktes des Innenknöchels, seitlich hinter dem Schienbeinknochen in einer kleinen tastbaren Mulde.

Besonderheit: Er ist ein Kreuzungspunkt der drei Yin-Leitbahnen des Beines (Leber-, Niere-, Milz-Meridian).

Wirkung: Der Punkt reguliert Säfte sehr gut, sowohl in der Verdauung als auch bei der Regelblutung. Er hilft, unnötige Säfte auszuscheiden, und stärkt das Blut. Der Punkt Milz 6 harmonisiert Holz-Energie und stärkt die Wasser-Energie, was beides für die Fruchtbarkeit wertvoll ist. In der Schwangerschaft sollte er **nicht** mehr behandelt werden.

Leber 8

Bezeichnung: chinesisch: Ququan – Quelle an der Biegung

Lage: Der Punkt Leber 8 liegt auf dem Leber-Meridian auf der Innenseite des Knies. Es ist hilfreich, das Knie im rechten Winkel zu beugen, um den Punkt zu finden. Der Punkt befindet sich in der Kuhle, die zwischen zwei Sehnenansätzen entsteht. Die meist deutlich zu tastende Sehne des weiter hinten liegenden Musculus semitendinosus begrenzt die Kuhle auf der einen Seite. Näher am Knie auf der anderen Seite begrenzt die tiefer liegende Sehne des Musculus semimembranosus diese Lücke.

Besonderheit: Es ist ein Vereinigungspunkt des Leber-Meridians zum Wasser-Element.

Wirkung: Der Punkt klärt den Störfaktor Hitze, wie z. B. bei Entzündungen, Juckreiz, Ausfluss im Bereich der Genitalien. Er kräftigt das Blut und nährt die Substanzen (das Yin) und unterstützt die Genitalien, insbesondere die Gebärmutter. In der Kinderwunsch-Behandlung ist er besonders interessant, wenn häufige Krankheiten oder andere Einflüsse den Körper geschwächt haben oder laufend wiederkehren.

Dickdarm 4

Bezeichnung: chinesisch: Hegu – Vereinte Täler

Lage: Der Punkt Dickdarm 4 liegt auf dem Dickdarm-Meridian an der Handoberfläche zwischen den Mittelhandknochen von Daumen und Zeigefinger in einem Tal. Er liegt etwas näher am Zeigefingerknochen, etwa auf Höhe von dessen Mitte, und ist meist druckempfindlich, wodurch er in der Regel leicht zu finden ist.

Besonderheit: Er hat Zugang zur »echten« Quelle des Metall-Elements.

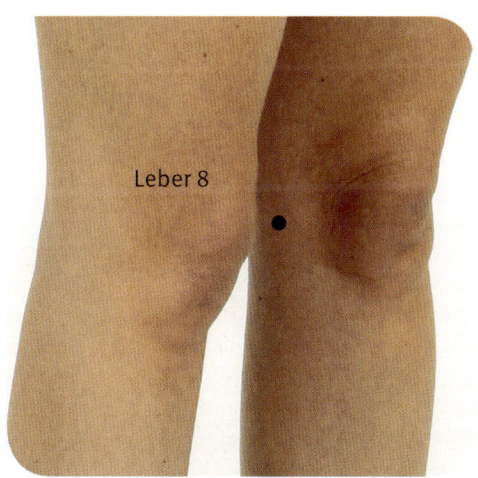

Wirkung: Er bewegt das Qi (die Energien) besonders in der oberen Körperhälfte sehr gut, und wirkt dadurch befreiend und schmerzlindernd, z. B. bei Kopfschmerzen. Er leitet den Störfaktor Hitze gut aus und befreit die Oberfläche und Sinnesorgane, z. B. bei akuten, fiebrigen Entzündungen an Hals, Kehle oder Kopf, und er stärkt die Abwehrkräfte. Im Rahmen des Kinderwunsches ist eine Behandlung dieses Punktes hilfreich für alle gestauten Energien, die z. B. aus dem Bereich der Holz- oder Metall-Energien stammen, beispielsweise Emotionen, Verspannungen und Schmerzen, aber auch zur Stützung der Abwehrkräfte und der Gesundheit. In der Schwangerschaft sollte er **nicht** mehr behandelt werden.

Akupressurpunkte für das Element Feuer

Die im Folgenden genannten Punkte passen besonders gut, wenn Sie im 5-Elemente-Test bei Feuer mehr als 8 Punkte hatten. Sie können allgemein positiven Einfluss auf Entspannung und Erholung haben – und dadurch auch auf die Fruchtbarkeit. Insbesondere Störungen im freien Fluss von Herz- und Wasser-Energie, z. B. bei Nervosität und Schlafstörungen, wären Gründe für diese Punkteauswahl. Die Punkte können einzeln oder als Folge nacheinander beidseits massiert werden.

Herz 7

Bezeichnung: chinesisch: Shenmen – Straße zur Heiterkeit, Tor des Geistes

Lage: Der Punkt Herz 7 liegt auf dem Herz-Meridian auf der Innenseite des Handgelenks in der der Hand am nächsten stehenden Haut-Querfalte an der Kleinfingerseite in einer kleinen Kuhle, die beidseits am deutlich tastbaren Ansatzpunkt der Sehne des Musculus flexor carpi ulnaris an dem Handgelenksknöchelchen (Os pisiforme) getastet und von beiden Seiten massiert werden kann.

Besonderheit: Er beeinflusst neben dem Feuer-Element auch den Bereich des Elements Erde und hat Zugang zur sogenannten »echten« Quelle des Feuer-Elements.

Wirkung: Der Punkt Herz 7 beruhigt den Geist und reguliert das Feuer-Element. Er

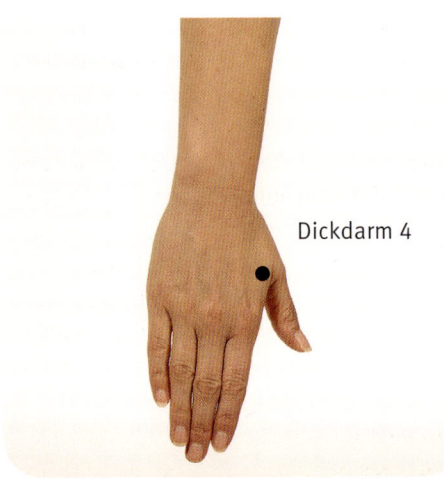
Dickdarm 4

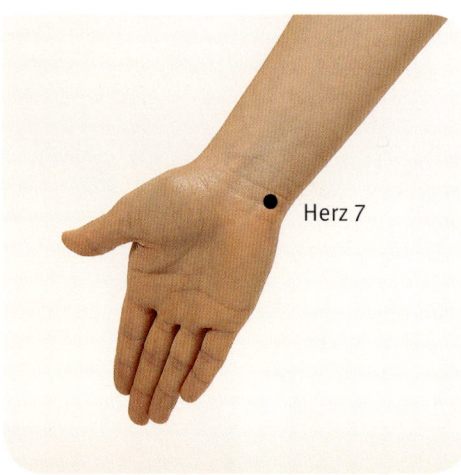
Herz 7

ist besonders wirksam bei Schlafstörungen oder Unruhe und Nervosität ggf. mit Herzklopfen und gleicht dies aus.

Im Rahmen des Kinderwunsches ist er von großer Bedeutung, da er die wichtige Erholungsphase, den Schlaf, verbessert und bei bewusstem und unbewusstem Stress beruhigend und ausgleichend wirkt.

Herz 8

Bezeichnung: chinesisch: Shaofu – Die kleine Versammlungshalle

Lage: Der Punkt Herz 8 liegt auf dem Herz-Meridian auf der Handinnenseite in einer Vertiefung nahe den Fingergrundgelenken zwischen Ringfinger und Kleinfinger in der Mittelhand. Bei Faustschluss zeigt die Fingerspitze des Kleinfingers in diese Kuhle.

Besonderheit: Er kühlt die Feuer-Energie und stützt Erde und Wasser.

Wirkung: Der Punkt Herz 8 beseitigt den Störfaktor Hitze aus diesem Element und wirkt damit auf Entzündungen z. B. im Mund oder am Urogenitaltrakt. Er ist ein sehr wirksamer Punkt gegen Kopfschmerzen, bei einem leicht erregbaren Herzen oder für Menschen mit Druck auf der Brust oder an der Kehle. Verglichen mit Herz 7 wirkt er stärker auf die entsprechenden Symptome ein.

> **Was sind Wundermeridiane?**
>
> Die sogenannten Wundermeridiane, auch unpaarige Leitbahnen genannt, stellen eine große und eher stille Reserve dar und liegen wie ein breiter Flusslauf zwischen den 12 Haupt-Leitbahnen. Es gibt 8 solcher Bahnen. Sie sind keinem Organ zugeordnet und haben keine eigenen Akupunkturpunkte. In manchen Akupunkturpunkten kreuzen sich allerdings die Wundermeridiane mit den anderen Haupt-Energieleitbahnen oder sie können durch bestimmte Akupunkturpunkt-Kombinationen mit dem Hauptnetz verbunden werden und auf diese Weise einen Energiezulauf bewirken, wovon sie auch ihren Namen haben.

Pericard 6

Bezeichnung: chinesisch: Neiguan – Inneres Passtor

Lage: Der Punkt Pericard 6 liegt auf dem Perikard-Meridian auf der Innenseite des Unterarmes etwa drei Fingerbreit von der der Hand am nächsten stehenden Handgelenksfalte entfernt, in der Mitte des Unterarmes zwischen zwei Sehnen. Meist ist der Punkt in der Tiefe druckempfindlich.

Besonderheit: Er ist ein Vernetzungspunkt in die Tiefe des Körpers hinein und ein Ver-

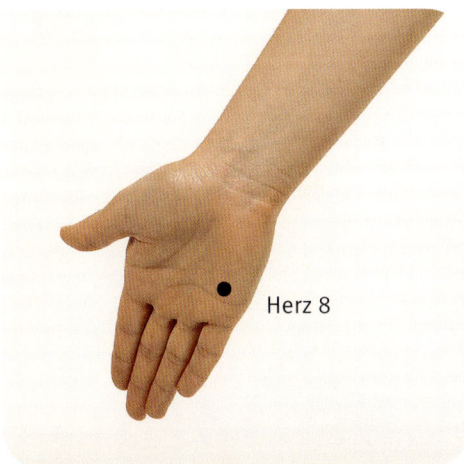

Herz 8

knüpfungspunkt zu einem der acht Wundermeridiane (Seite 55).

Wirkung: Er entstaut den Brustkorb bei Druckgefühl und Enge und reguliert das Qi (die Energie) in diesem Bereich. Er reguliert das Herz und beruhigt den Geist, harmonisiert den Magen und wirkt damit gegen Übelkeit und Aufstoßen, zum Beispiel auch bei Schwangerschaftsübelkeit.
Der Punkt ist sehr geeignet, wenn Aufregung die Brust oder den Magen reagieren lassen, er beruhigt das vegetative Nervensystem. Dadurch ist er bei Kinderwunsch unterstützend wertvoll.

Ren Mai (Empfängnisgefäß) 17
Bezeichnung: chinesisch: Tanzhong, Shanzhong – Vorhof der Brust

Lage: Der Punkt Ren Mai 17 liegt auf dem Ren-Mai-Meridian, der auch Empfängnisgefäß genannt wird. Der Punkt liegt in der Mitte der Brust auf Höhe der Brustwarzen bzw. auf Höhe des vierten Zwischenrippenraumes in einer kleinen Knochensenke auf dem Brustbein und ist meist leicht druckempfindlich.

Besonderheit: Er ist ein einmalig vorhandener Sammlungspunkt für das Qi des Perikards und ein Zusammenkunfts- oder Meisterpunkt für das Qi, zudem ist er ein Verbindungspunkt zu den Energiebahnen Milz, Niere, Dünndarm und dem sogenannten 3-fachen Erwärmer.

Wirkung: Der Punkt Ren Mai 17 nimmt, z. B. bei Anspannung, Druck von der Brust und entspannt den Bauch, er reguliert, lenkt und verteilt das Qi, wenn eine Fülle besteht. Im Bereich der Fruchtbarkeit gleicht er Energieflüsse aus und senkt Energie abwärts. Er wirkt auch auf die Brustdrüsen und fördert zum Beispiel die Bildung von Muttermilch, wenn das eigene Baby da ist.

Akupressurpunkte für das Element Erde

Die im Folgenden genannten Punkte passen besonders gut, wenn Sie im 5-Elemente-Test bei Erde mehr als 8 Punkte hatten. Sie können allgemein positiven Einfluss auf die Fruchtbarkeit haben. Insbesondere Störungen in der Verdauungsfunktion und allgemeine Schwäche wären Gründe für diese Punkteauswahl. Die Punkte können einzeln

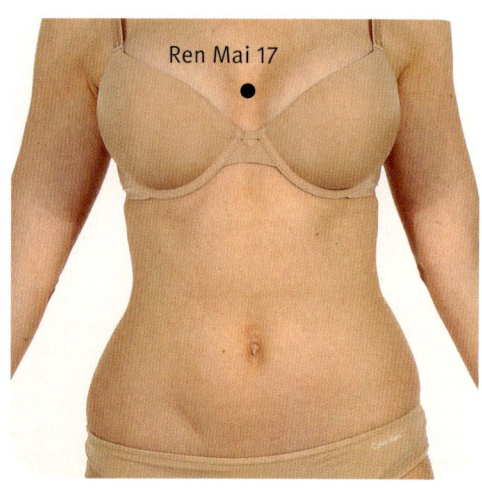

oder als Folge nacheinander beidseits massiert werden.

Magen 36
Bezeichnung: chinesisch: Zusanli – Dritter Weiler am Fluss

Lage: Der Punkt Magen 36 liegt an der Unterschenkelvorderseite, vier Fingerbreit unterhalb der Kniescheibe und etwa ein Fingerbreit seitlich-außen der Schienbeinknochenkante.

Besonderheit: Er ist ein Vereinigungspunkt des Elementes Erde.

Wirkung: Magen 36 kräftigt den Körper und die Abwehrkräfte und wirkt Schwäche entgegen. Er bewegt Qi und Blut vor allem in der unteren Körperhälfte und stärkt den Magen und die Verdauungsfunktion. Er verbessert die Qualitäten von Qi im Körper und unterstützt Blut und Yin. Bei Kinderwunsch ist Magen 36 zur Stärkung des Körpers sowie der Säfte und Qi-Qualität wichtig; er stärkt die Abwehrkräfte und den Stoffwechsel.

Milz 6
Die Beschreibung dieses Akupressurpunktes finden Sie im Kapitel Holz (Seite 52).

Pericard 6
Die Beschreibung dieses Akupressurpunktes finden Sie im Kapitel Feuer (Seite 55).

Magen 25
Bezeichnung: chinesisch: Tianshu – Türangel des Himmels

Lage: Der Punkt Magen 25 liegt auf dem Bauch, jeweils zwei Fingerbreit rechts und links neben dem Nabel.

Besonderheit: Er ist ein sogenannter Sammlungspunkt des Bauches für den Bereich des Dickdarms und sehr wirkungsvoll in diesem Bereich des Bauches.

Wirkung: Der Punkt Magen 25 reguliert und harmonisiert die Energieflüsse in den Därmen und im Unterbauch. Er stillt Schmerzen im Bauchraum. Er ist hilfreich bei Infektionen, wiederkehrenden Blähungen, Durchfällen sowie bei Verstopfung. Im Rahmen des Kinderwunsches wirkt er auf Unregelmäßig-

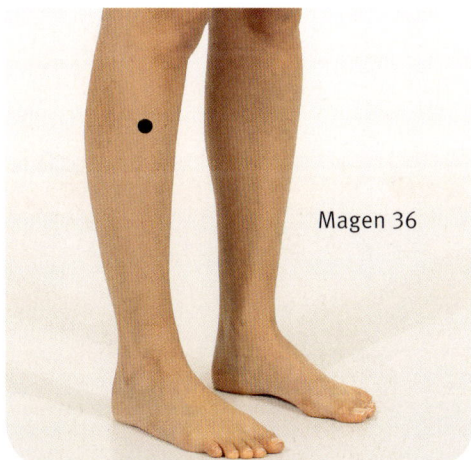

Magen 36

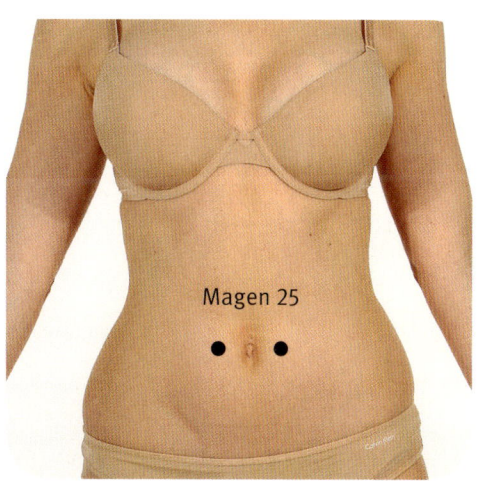

Magen 25

keiten im weiblichen Zyklus und Schmerzen im Unterbauch. In der Schwangerschaft sollte er **nicht** mehr behandelt werden.

Magen 39
Bezeichnung: chinesisch: Xiajuxu – Untere große Leere

Lage: Der Punkt Magen 39 liegt an der Unterschenkelvorderseite, ein Fingerbreit unterhalb der Mitte des Schienbeinknochens und etwa ein Fingerbreit seitlich-außen der vorderen Knochenkante.

Besonderheit: Er ist ein Vereinigungspunkt für den Dünndarm.

Wirkung: Durch Stärkung der Abwehrkraft und des Bereiches der Energie des Wasser-Elementes leitet er die Störfaktoren Hitze, Wind und Feuchtigkeit unterhalb des Nabels aus. Er wirkt damit auf akute Bauchschmerzen und Durchfälle oder Schmerzen im Bereich des unteren Rückens, der Hoden und auf die Organe Blase und Gebärmutter mit Eierstöcken. Bei Kinderwunsch hat der Punkt eine gute Wirkung auf den Unterbauch und reguliert Energieflüsse im Bereich der Geschlechtsorgane. Er wirkt insgesamt ausgleichend und kräftigend.

Akupressurpunkte für das Element Metall

Die im Folgenden genannten Punkte passen besonders gut, wenn Sie im 5-Elemente-Test bei Metall mehr als 8 Punkte hatten. Sie können allgemein positiven Einfluss auf die Fruchtbarkeit haben. Insbesondere bei Infektneigung der Atemwege oder anderen Beschwerden der Atmungsorgane sowie bei Verdauungsbeschwerden im Darm oder Ekzemen auf der Haut sind diese Punkte geeignet. Die Punkte können einzeln oder als Folge nacheinander, gern beidseits, massiert werden.

Lunge 7
Bezeichnung: chinesisch: Lieque – Reihe von Lücken

Lage: Der Punkt Lunge 7 liegt am Unterarm auf der Daumenseite, zwei Fingerbreit vom Handgelenk aufwärts in einer Lücke zwischen den Sehnen des Musculus brachialis und des Musculus pollicis longus.

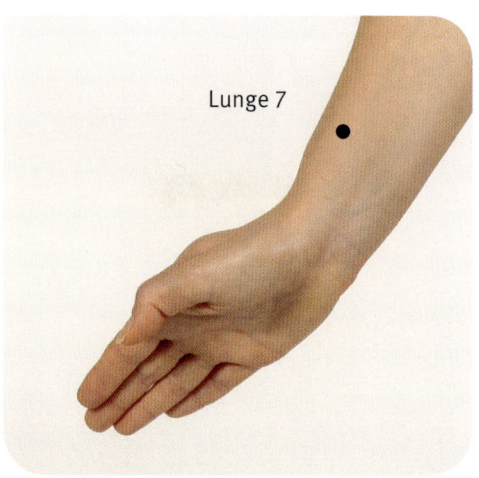

Besonderheit: Er ist ein Verknüpfungspunkt zum Dickdarm-Meridian und ein Verbindungspunkt zum Ren Mai (Empfängnisgefäß).

Wirkung: Der Punkt Lunge 7 ist effektiv zur Stärkung der Atemwege und in der Behandlung von Erkältungsinfekten. Durch seine Verbindungen ist er ebenfalls wirksam bei Verdauungsbeschwerden und bei der Energie- und Säfteverteilung im Ren Mai (Empfängnisgefäß). Bei Kinderwunsch ist dieser Punkt wichtig für die Regelblutung und die Einnistung, zur Erektion und Ejakulation und zur Stärkung der Abwehrkräfte der Atemwege zur Verminderung von Infekten.

Gallenblase 20
Bezeichnung: chinesisch: Fengchi – Teich des Windes

Lage: Der Punkt Gallenblase 20 liegt am Hals am Übergang zum Kopf an der Schädelbasis in einer Senke, die von der hinteren Mittellinie aus gesehen die nächste ist und vom Musculus sternocleidomastoideus und Musculus trapezius gebildet wird.

Besonderheit: Er ist ein Verbindungspunkt zum Meridian 3-facher Erwärmer und zu zwei der acht Wundermeridiane (Seite 55).

Wirkung: Der Punkt Gallenblase 20 leitet die Störfaktoren Wind und Hitze aus. Er wirkt damit hilfreich bei Erkältungen mit Fieber, er wirkt sehr gut auf die Augen und Ohren oder bei seitlichen Kopf- und Nackenschmerzen. Bei Kinderwunsch ist er hilfreich, da er über die Atemwege eindringende Faktoren gut ausleitet.

Blase 2
Bezeichnung: chinesisch: Cuanzhu – Zusammengelegter Bambus

Lage: Der Punkt Blase 2 liegt am inneren Ende jeder Augenbraue, dort ist häufig eine kleine Rinne oder Kuhle im Knochen tastbar.

Besonderheit: Er ist ein sehr guter lokal wirksamer Punkt.

Wirkung: Blase 2 zerstreut die Störfaktoren Wind und Hitze, und er befreit die Energiebahnen der Umgebung (Netzbahnen). Daher wirkt er positiv und befreiend auf die Augen,

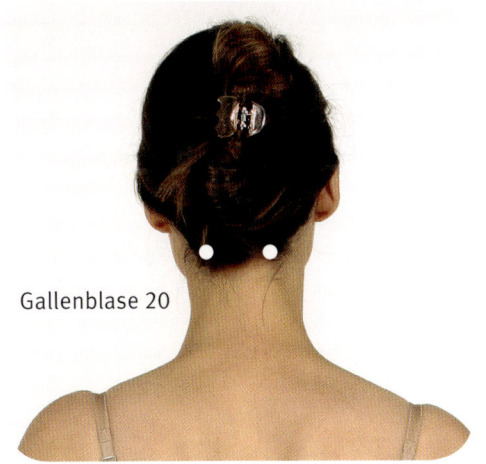
Gallenblase 20

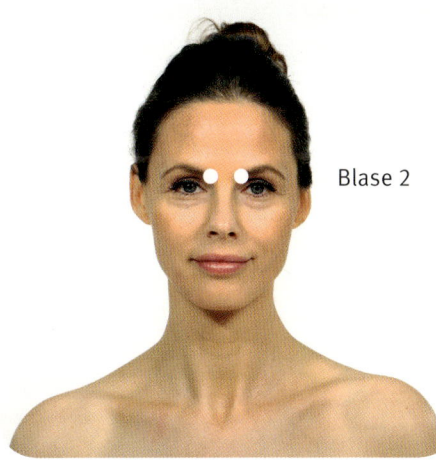
Blase 2

Stirn und Nase, zum Beispiel bei Erkältungen oder Pollenallergie oder Kopfschmerzen. Für den Kinderwunsch hat er keine speziellere Bedeutung, aber er hilft, Infekte der oberen Atemwege schneller zu überwinden.

Dickdarm 4
Die Beschreibung dieses Akupressurpunktes finden Sie im Kapitel Holz (Seite 53).

3-facher Erwärmer 5
Bezeichnung: chinesisch: Waiguan – Äußeres Passtor

Lage: Der Punkt 3-facher Erwärmer 5 liegt am äußeren Unterarm, drei Fingerbreit von der untersten Handgelenksfalte entfernt in der Mitte zwischen Elle und Speiche.

Besonderheit: Er ist ein Vernetzungspunkt zum Pericard-Meridian und ein Verknüpfungspunkt zu einem der acht Wundermeridiane (Seite 55).

Wirkung: Er beseitigt den Störfaktor Wind und kühlt Hitze. Damit unterstützt er den Energiefluss und die Abwehrkraft, besonders an Kopf und Ohren, zum Beispiel bei Erkältungen und Nackenverspannungen.

Akupressurpunkte für das Element Wasser

Die im Folgenden genannten Punkte passen besonders gut, wenn Sie im 5-Elemente-Test bei Wasser mehr als 8 Punkte hatten. Sie können allgemein positiven Einfluss auf die Fruchtbarkeit haben. Insbesondere Kältegefühle und energetische Schwäche oder ein schwacher unterer Rücken sowie eine Gelbkörperschwäche und eine schlechte Spermiogenese wären Gründe für diese Punkteauswahl vor allem auf der Nieren-Leitbahn. Die Punkte können einzeln oder als Folge nacheinander beidseits massiert werden.

Niere 3
Bezeichnung: chinesisch: Taixi – Mächtiger Wasserlauf

Lage: Der Punkt Niere 3 liegt an der Innenseite des Fußes in der Mitte zwischen dem höchsten Punkt des Fußknöchels und der Achillessehne. An der Stelle ist eventuell ein Puls in Knöchelnähe tastbar.

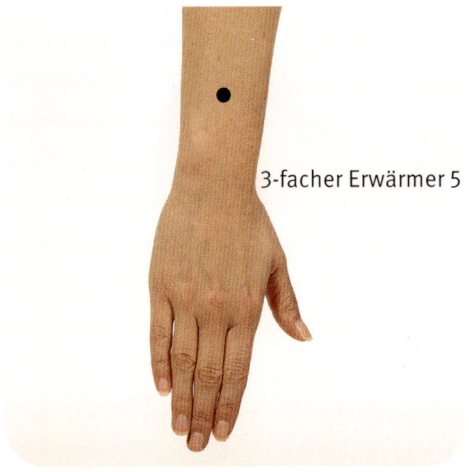
3-facher Erwärmer 5

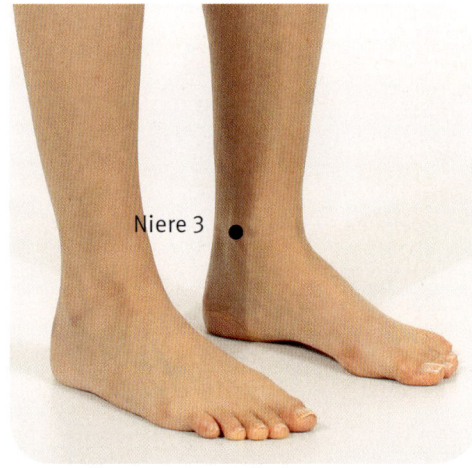
Niere 3

Besonderheit: Er beeinflusst neben dem Wasser auch den Bereich des Elementes Erde und hat Zugang zur sogenannten »echten« Quelle der Wasser-Energie.

Wirkung: Der Punkt Niere 3 nährt das Nieren-Yin und hat damit guten Einfluss auf die erste Zyklushälfte und die Spermienqualität und stützt das Nieren-Yang mit gutem Einfluss auf die zweite Zyklushälfte und die Spermienaktivität. Der Punkt hält das Qi im Bereich der Wasser-Energie und stützt den unteren Rücken. Er hat damit großen Einfluss auf die Fruchtbarkeit und stärkt die jeweiligen Fortpflanzungsorgane.

Niere 5
Bezeichnung: chinesisch: Shuiquan – Wasserquelle

Lage: Der Punkt Niere 5 liegt an der Innenseite des Fußes ein Fingerbreit unterhalb der Mitte zwischen dem höchsten Punkt des Fußknöchels und der Achillessehne, in einer Vertiefung vor dem Fersenknochen.

Besonderheit: Er ist eine sogenannter Spalten- oder Grenz-Punkt des Wassers und hat damit starken Einfluss auf das Blut und Qi, das an diesen besonderen Grenz- oder Spaltenpunkten in die Tiefe des Körpers eindringt.

Wirkung: Der Punkt Niere 5 reguliert den Ren Mai (Empfängnisgefäß) und den Du Mai (Lenkergefäß) und unterstützt dadurch den weiblichen Zyklus und die fehlende oder spärliche Blutung sowie Schmerzen oder Druck in der Leibesmitte.

Dieser Punkt ist besonders wichtig, wenn die Blutung oder die Spermienentwicklung zu schwach sind und möglicherweise auch noch Schmerzen oder Entzündungen im Bereich des Unterbauches bestehen.

Niere 6
Bezeichnung: chinesisch: Zhaohai – Leuchtendes Meer, Das Meer der Erhellung

Lage: Der Punkt Niere 6 liegt direkt unterhalb des Innenknöchels unterhalb der ansetzenden Sehne des Musculus flexor digitorum longus. Diese Sehne kann durch Bewegen des Fußes betont werden.

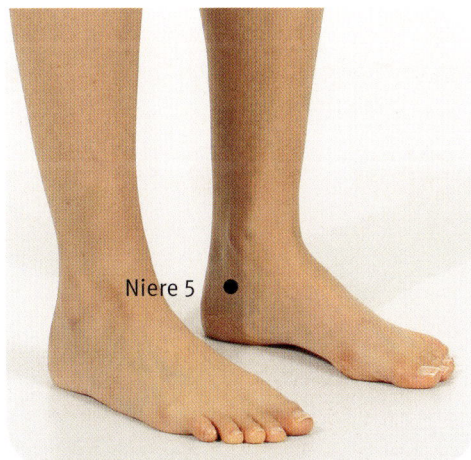
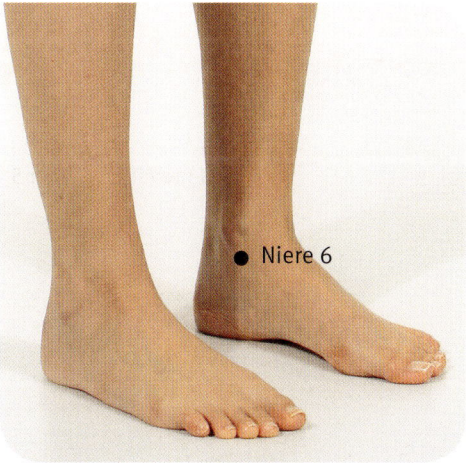

Besonderheit: Er ist ein Verbindungspunkt zu einem der acht Wundermeridiane (Seite 55).

Wirkung: Der Punkt Niere 6 reichert Yin im Bereich des Wassers-Elementes an, das heißt auch, er unterstützt die Eizellen und Spermien. Er beruhigt den Geist und reguliert die Menstruation und zu starken Ausfluss. Er wirkt durch Ausleiten des Störfaktors Hitze zum Beispiel auch bei Juckreiz oder Entzündungen der Geschlechtsorgane. Im Bereich der Fruchtbarkeit reguliert und stärkt er, besonders bei geschwächten Menschen, die Bildung und Funktionen der Hormone und der Eizelle oder der Spermien und wirkt gegen Entzündungen und Schwäche.

Ren Mai (Empfängnisgefäß) 6
Bezeichnung: chinesisch: Qihai – Meer des Qi

Lage: Der Punkt Ren Mai 6 liegt auf dem Ren-Mai-Meridian, der auch Empfängnisgefäß genannt wird. Er liegt an der vorderen Mittellinie am Unterbauch, zwei Fingerbreit unterhalb des Nabels und sechs Fingerbreit oberhalb des Schambeinknochens (Symphyse).

Besonderheit: Es ist ein wichtiger Speicherort für Qi, auch das für die Fruchtbarkeit wertvolle Qi für den Mann.

Wirkung: Der einmalig vorhandene Punkt Ren Mai 6 stützt das Element Wasser, indem es das Yin sammelt und das Yang stärkt und mobilisiert und gegebenenfalls im Körper in den Bereich des Wassers absenkt. Er wirkt auf alle Schwächezustände und stärkt den Organismus und die Abwehrkräfte. Er reguliert viele gynäkologische und urologische Beschwerden und stärkt die Sexualfunktion des Mannes.

Für den Kinderwunsch ist der Punkt Ren Mai 6 sehr wichtig, da hier das Reservoir für Fruchtbarkeit gestützt und gesammelt wird. Er sollte nicht zu häufig akupunktiert werden, regelmäßige Akupressur ist jedoch erlaubt. In der Schwangerschaft sollte er **nicht** mehr behandelt werden.

Du Mai 4
Bezeichnung: chinesisch: Mingmen – Pforte der Lebenbestimmung

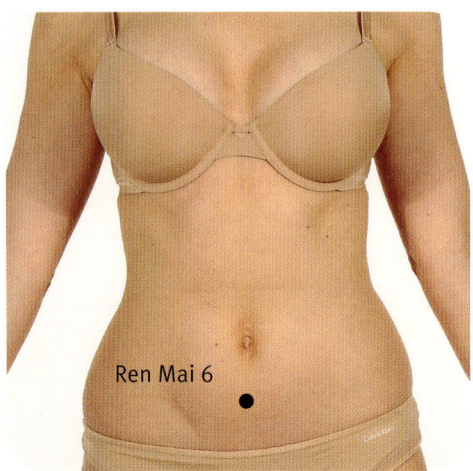
Ren Mai 6

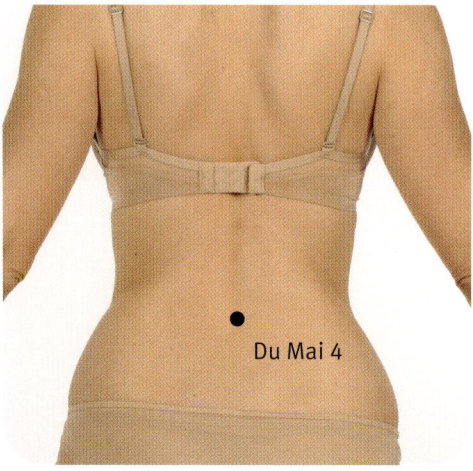
Du Mai 4

Lage: Der Punkt Du Mai 4 liegt auf der Wirbelsäule unterhalb des Dornfortsatzes des 2. Lendenwirbelkörpers.

Besonderheit: Er wärmt das Nieren-Yang.

Wirkung: Er stützt das Holz-Element und vermehrt das Blut, er stärkt das Wasser-Element, zerstreut den Störfaktor Wind und senkt Energien ab. Damit hat dieser Punkt Einfluss auf die Fruchtbarkeit, besonders auch beim Mann, und stärkt die Fortpflanzungsorgane. Bei eingetretener Schwangerschaft sollte man ihn nur nach Rücksprache mit einem Therapeuten behandeln.

Selbstmassage bei Kinderwunsch

Diese Selbstmassage eignet sich besonders für Menschen, die beim 5-Elemente-Test beim Holz-Element mehr als 8 Punkte hatten. Sie wirkt regulierend, bringt ihre Energien (Qi) in Fluss und löst Blockaden. Sie stärkt das Holz-Element, gleicht es aus und harmonisiert den Körper und den Geist. Darum ist sie gerade bei Kinderwunsch wertvoll und ist auch als Partnermassage geeignet. Gern können Sie die Massage von Seite 66 zur Unterstützung der Fruchtbarkeit mit dieser Massage abwechseln.

Sie benötigen für diese Massage etwa 15 bis 30 Minuten Zeit, je nachdem, wie ausführlich Sie sie machen. Bei Bedarf können Sie diese Massage gern täglich durchführen. Achten Sie auf eine gute Belüftung und bequeme Kleidung während dieser Selbstbehandlung. Folgen Sie der allgemeinen Anleitung im Kapitel Akupressur – So wird's gemacht (Seite 50). Die Massage kann im Sitzen oder im Stehen durchgeführt werden, die nachfolgende Anleitung geht vom Sitzen aus.

Das Holz-Element wird dem Sonnenaufgang und Morgen zugeordnet. Es ist daher empfehlenswert, die Massage morgens durchzuführen. Die Himmelsrichtung des Holzes ist Osten, dorthin richten Sie Ihren Blick.

So können Sie sich im Sitzen selbst massieren

Übungen im Sitzen betonen die Ruhe und die nährenden und stärkenden Elemente. Sie

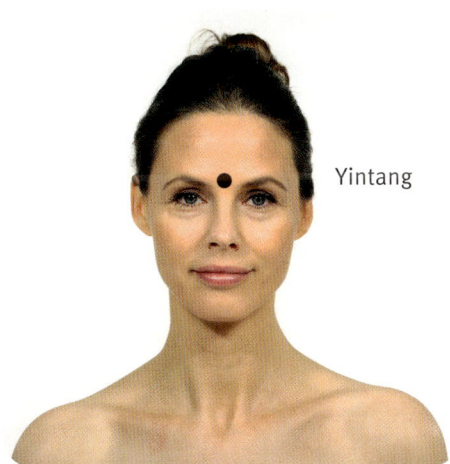

Yintang

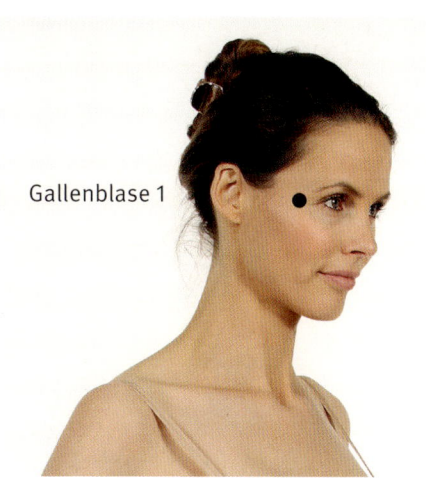

Gallenblase 1

sind eine Zwischenstufe zwischen Übungen im Stehen, mit großer Bandbreite an Einflüssen, und Übungen im Liegen, die ebenfalls nähren und zur Ruhe bringen.
- Setzen Sie sich entspannt, bequem und gleichzeitig aufrecht hin.
- Ihre Beine sind schulterbreit geöffnet, die Füße haben Kontakt zum Boden.
- Reiben Sie die Handflächen aneinander, um sie etwas aufzuwärmen. Kommen Sie dabei zur Ruhe und spüren Sie in sich hinein.
- Lassen Sie vorhandene Anspannungen los und kommen Sie immer mehr zu sich.
- Legen Sie dabei die Handflächen etwas unter dem Nabel im unteren Dantian (Punkt: Ren Mai 6, Seite 62) sanft auf den Bauch. Frauen legen die rechte Hand unter die linke, Männer umgekehrt.
- Spüren Sie das Sitzen zwischen Himmel und Erde.
- Fühlen Sie die Verankerung über die Laogong-Punkte (Niere 1, Seite 130) als sprudelnde Quellen oder wie Wurzeln unter Ihren Füßen.
- Kehren Sie mit Ihrer Aufmerksamkeit auf das untere Dantian zurück.

Beginnen Sie nun mit der Massage:
- Handflächen auf das Gesicht legen, zuerst mittelsanft die Stirn 8 Mal von der Mitte nach außen streichen, dann die Handfläche auf die Nase legen und 8 Mal nach unten ausstreichen, dann 8 Mal von der Kinnmitte den Unterkiefer bis zum Ohr ausstreichen, danach 8 Mal vor und hinter dem Ohr mit dem 2. und 3. Finger auf und ab reiben.
- Kehren Sie zur Augenbraue zurück und kneten Sie mit Ihren Fingern den inneren (an der Nasenwurzel) Beginn der Augenbraue (Punkt: Blase 2, Seite 59). Kneten Sie anschließend die Augenbraue nach außen.
- Kreisen und pressen Sie vorsichtig den Punkt zwischen den Augenbrauen (Punkt: Yintang, Seite 63) und die Punkte an den äußeren Augenwinkeln (Punkt: Gallenblase 1, Seite 63).
- Drücken Sie neben den Nasenflügeln den unteren Ansatz des Nasenlochs (Punkt: Dickdarm 20.
- »Waschen« Sie die Kopfhaut mit den Fingerspitzen, streifen Sie von vorn nach hinten mehrfach über die Kopfhaut.

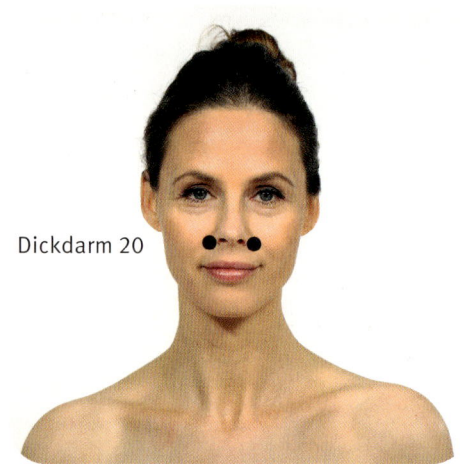

Dickdarm 20

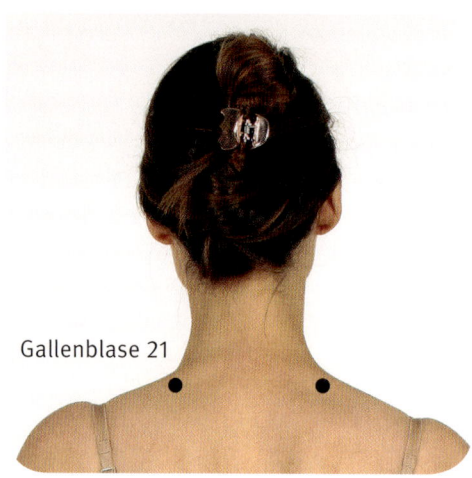

Gallenblase 21

- Greifen Sie Ihre Nackenmuskulatur und kneten Sie sie für einige Zeit.
- Massieren und greifen Sie die Mitte der Schulterhöhe zwischen Hals und Schulter am höchsten Punkt des Rumpfes (Punkt: Gallenblase 21) mit der rechten Hand auf der linken Seite und umgekehrt.
- Klopfen Sie je 3 Mal den rechten Arm mit der lockeren linken Faust am Übergang von Schlüsselbein zu Schultergelenk vorn (Punkt: Lunge 1+2, siehe unten) und umgekehrt mit der rechten Faust auf der linken Brustkorbseite.
- Klopfen Sie danach mit beiden Fäusten mittig auf Höhe der Brustwarzen 12 Mal auf Ihren Brustkorb vorn (Punkt: Ren Mai 17, Seite 56).
- Legen Sie die flache Hand seitlich auf den Brustkorb, jede auf ihrer Seite, und schieben Sie sie über den Bauch bis zum Schambein. Wiederholen Sie dies 6 Mal.
- Streichen Sie die Zwischenrippenräume 6 Mal von vorn nach hinten aus (Finger wie ein Fächer).
- Legen Sie Ihre Hände übereinander und massieren Sie Ihren Bauch zunächst mit sanftem Druck in kleinen Kreisen um den Bauchnabel, dann den ganzen Bauch in großen Kreisen 36 Mal im Uhrzeigersinn und 36 Mal gegen den Uhrzeigersinn.
- Klopfen Sie Ihre Beine über die Hüfte und den Po von außen seitlich nach unten bis zum Fuß und innen seitlich nach oben bis zum Schambein. Wiederholen Sie dies 3 Mal.
- Massieren Sie erst den linken, dann den rechten Fuß. Kneten, drücken und massieren Sie besonders den Punkt zwischen dem 1. und 2. Zeh auf dem Spann, in einer Vertiefung etwa 2 Fingerbreit von den Zehengelenken nach oben (Punkt: Leber 3, Seite 52), bis er warm wird. Möglicherweise ist dieser Punkt etwas schmerzhaft.
- Greifen Sie unter den Fuß in die Senke hinter dem Fußballen (Punkt: Laogong, Niere 1, Seite 130) und massieren Sie ihn ruhig und geduldig nacheinander an beiden Füßen.
- Reiben Sie ihr Kreuzbein mit beiden Händen bis ein Wärmegefühl entsteht, verbleiben Sie dann dort mit ruhigen Händen etwas oberhalb der Hüftknochen (Punkt: Blase 23) und gehen Sie in sich.
- Schließen Sie die Übung wie zu Beginn auch vor dem Bauch (Punkt: Ren Mai 6) ab, wenn Sie sich gesammelt haben.

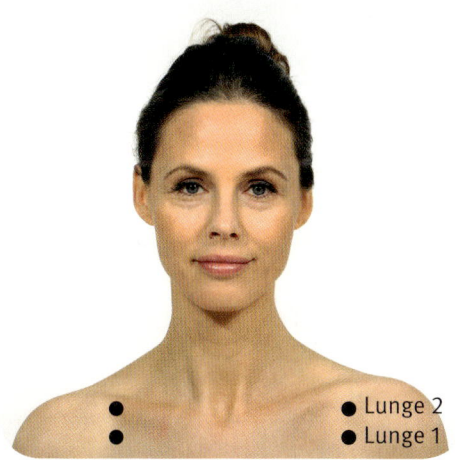

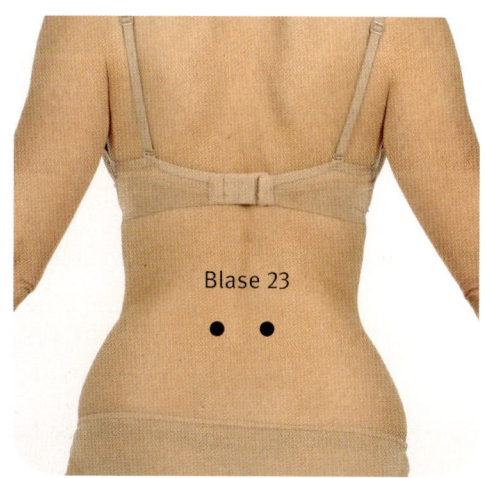

Akupressur-Anwendungen, die das Nest bereiten

Für den Eintritt einer Schwangerschaft ist es wichtig, dass Sie sich körperlich und seelisch wohl und ausgeglichen fühlen. So bereiten Sie Ihrem Baby einen angenehmen Ort für seine Ankunft vor.

Partnermassage zur Unterstützung der Gesundheit und der Fruchtbarkeit Harmonische Berührungen in der Partnerschaft tragen zum allgemeinen Wohlgefühl bei und können somit eine erfolgreiche Befruchtung und Einnistung fördern. Mit der folgenden Massage wird der freie Energie- und Säftefluss unterstützt. Dabei sind die wichtigen Punkte zur Verbesserung der Fruchtbarkeit und Empfängnis mit einbezogen. Für die Partnermassage benötigen Sie etwa 45 Minuten. Sie sollten nicht zu müde sein und es bei der Massage bequem und ausreichend warm haben. Bitte lesen vor Beginn der Massage zunächst die Hinweise zur Durchführung der Akupressur (Seite 50) durch. Auf jedem Meridian wird ein Punkt massiert. Insgesamt sind es 12 wichtige Punkte, zusätzlich ein Punkt auf dem Empfängnisgefäß sowie ein Extrapunkt. Am besten ist es, die Punkte in der Reihenfolge des Energieflusses des Körpers zu massieren. Sie können die Punkte auf einer Seite des Körpers behandeln oder auf beiden Seiten. Wenn Sie beide Seiten behandeln, benötigen Sie mehr Zeit. Ein zusätzlicher Effekt entsteht besonders dann, wenn Sie Punkte haben, die eines Ihrer Ungleichgewichte (Seite 25) behandeln sollen.

Die 14 wichtigen Punkte für eine Partnermassage Diese Punkte folgen den drei natürlichen Energieumläufen des Körpers:

1. Energieumlauf (1.–4. Meridian):
Lunge 7 (Seite 58) – Dickdarm 4 (Seite 53) – Magen 36 (Seite 57) – Milz 6 (Seite 53)

2. Energieumlauf (5.–8. Meridian)
Herz 7 (Seite 54) – Dünndarm 3 (siehe rechts) – Blase 2 (Seite 59) – Niere 3 (Seite 60)

3. Energieumlauf (9.–12. Meridian)
Pericard 6 (Seite 55) – 3-facher Erwärmer 5 (Seite 60) – Gallenblase 20 (Seite 59) – Leber 3 (Seite 52)

Einmalig vorhandene Punkte auf der vorderen Mittellinie des Körpers: Ren Mai 6 (Seite 62) – Extrapunkt Yintang (Seite 63)

Akupressur kann auch bei allgemeinen Beschwerden helfen. Die entsprechenden Punkte zu massieren fördert die Gesundheit, das Wohlbefinden und dadurch auch die Fruchtbarkeit.

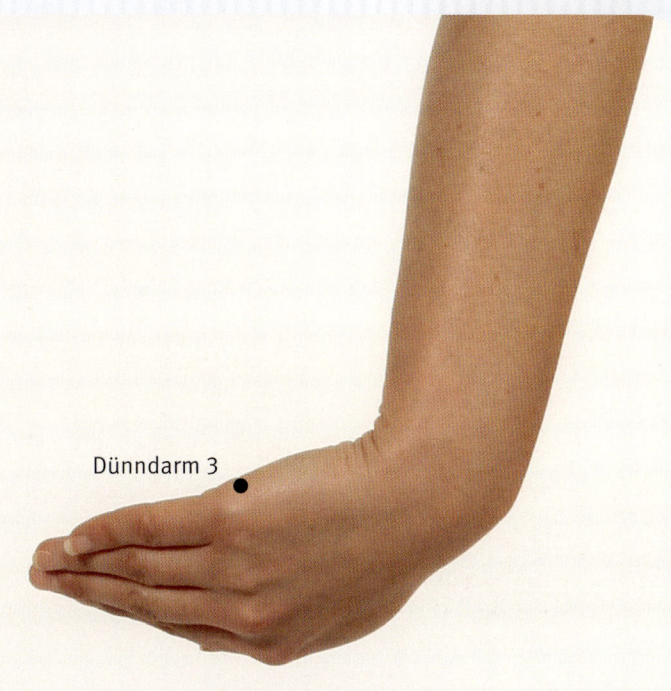

△ Akupressurpunkt Dünndarm 3.

Akupressurpunkte bei allgemeinen Beschwerden

Beschwerde	Zusatzinformation	Akupressurpunkt
Kopfschmerzen	Bei Stress oder Anspannung	Gallenblase 20 (Seite 59) und Leber 3 (Seite 52)
	Bei Schwäche oder Erkältung	Dickdarm 4 (Seite 53), Blase 2 (Seite 59), Extrapunkt Yintang (Seite 63)
Bauchbeschwerden und Magenweh	Allgemeine Verdauungsprobleme besonders im Oberbauch	Dickdarm 4 (Seite 53), Magen 36 (Seite 57), Pericard 6 (Seite 55)
Regelschmerzen, Unterbauchprobleme		Leber 3 (Seite 52), Milz 6 (Seite 52), Ren Mai 6 (Seite 62), Magen 25 (Seite 57)
Erkältung und Heuschnupfen	Stärken der Abwehrkräfte	Dickdarm 4 (Seite 53), Lunge 7 (Seite 58), Magen 36 (Seite 57)
	Ausleiten von Störfaktoren bei Erkältung und Heuschnupfen	Dickdarm 4 (Seite 53), Gallenblase 20 (Seite 59), Yintang (Seite 63), 3-facher-Erwärmer 5 (Seite 60), Dickdarm 20 (Seite 65)
Unruhe oder innere Anspannung		Pericard 6 (Seite 55), Leber 3 (Seite 52), Herz 7 (Seite 54), Niere 3 (Seite 60), Yintang (Seite 63)

Behandlung mit Kräuterrezepturen

Die chinesische Arzneitherapie ist ein »Verfahren von Innen« der TCM und ist ideal, um die Empfängnisfähigkeit einer Frau zu stärken.

Auch heute noch spielt die chinesische Arzneitherapie die größere Rolle in der Traditionellen Chinesischen Medizin. Sie gehört neben der Ernährungslehre und dem Qigong zu den sogenannten Therapien von Innen.

Mit der chinesischen Arzneimitteltherapie werden meist Erkrankungen behandelt, die kürzlich aufgetreten sind, sich wiederholen oder bereits chronisch geworden sind. Auch werden konstitutionelle Schwächen oder Beschwerden häufig mit chinesischer Arzneimittel-Therapie und/oder chinesischer Ernährungslehre (Seite 86) behandelt.

Eingesetzt werden diese Rezepturen in allen uns bekannten Fachgebieten, wobei besonders gute Erfahrungen in Erkrankungen des Magen-Darm-Traktes, in der Frauenheilkunde und bei Abwehrschwäche und Allergien vorliegen. Die Schulmedizin und die chinesische Medizin ergänzen sich hervorragend. Die chinesische Arzneitherapie wirkt auch dann, wenn aus Sicht der westlichen Medizin keine Ursachen gefunden werden können oder Beschwerden und Krankheiten chronisch werden.

Die Zusammenstellung einer Rezeptur als Tee, Konzentrat oder Granulat ist nur zugelassenen Ärzten oder Heilpraktikern erlaubt und bedarf einer besonderen Ausbildung. Das Anmischen und die Ausgabe von chinesischen Rezepturen sind in Deutschland an Apotheken gebunden, und diese Anmischungen fallen unter das deutsche Arzneimittelgesetz. Einzelne Kräuter können jedoch auch ohne Rezept gekauft werden.

Kräuterrezepturen, die Ihren Kinderwunsch unterstützen

Auch die Einnahme von Kräutern gegen allgemeine Beschwerden kann bei Kinderwunsch sinnvoll sein, um die Gesundheit und das Wohlgefühl zu steigern. Das wiederum kann die Fruchtbarkeit einer Frau erhöhen.

Auch einer Behandlung mit chinesischen Arzneimitteln geht eine chinesische Diagnostik (Seite 39) voraus. Dabei werden die Grundkonstitution und die einwirkenden Störfaktoren in den jeweiligen Elementen und Leitbahnen bewertet.

Die Zusammenstellung der individuell angepassten Verordnungen entspricht den gefundenen Mustern oder Syndromen und wird im Laufe einer Therapie häufig neu zusammengestellt, wenn die Befunde sich zu ändern beginnen. So passt die Verordnung immer zu den Befunden des Patienten. Im Laufe der Jahrhunderte haben sich viele Rezepturen bewährt, die durch ihre Zusammenstellung harmonisch und effektiv miteinander wirken. Teilweise verstärken Kräuter sich bei gemeinsamer Einnahme, oder sie heben nachteilige Wirkungen auf.

Aufbau der Kräuterrezepturen der TCM
Der Aufbau einer chinesischen Verordnung gleicht dem traditionellen chinesischen Staatsaufbau:

Es gibt ein Hauptmittel, das sich gegen den wichtigsten Befund richtet (das ist der Kaiser). Dann gibt es Mittel, die das Hauptmittel unterstützen, und solche, die sich gegen weitere Befunde richten (der bzw. die Minister). Zusätzlich gibt es weitere Mittel, die dem Hauptmittel helfen oder Nebenwirkungen des Hauptmittels aufheben (etwa schlechte Verdaulichkeit) oder die weitere Wirkungen der Hauptdroge ausgleichen, z. B. befeuchten, wenn das Hauptmittel stark trocknend wirkt (diese fungieren als Assistent(en)). Schließlich harmonisieren andere Mittel die gesamte Verordnung zur guten Aufnahme und Umsetzung im Körper oder lenken die Wirkung der Rezeptur in bestimmte Elemente oder Bereiche des Kör-

Die ersten bekannten schriftlichen Nachweise über die chinesische Arzneimitteltherapie stammen aus dem Jahr 100 nach Christus. Es war das erste vollständige Buch und beschrieb damals 365 Arzneimittel. Heutzutage wird mit über 500 Substanzen gearbeitet, von denen über 300 seit 2000 Jahren bekannt sind.

So findet der Therapeut die passende Rezeptur

Die chinesischen Arzneimittel bestehen überwiegend aus pflanzlichen Anteilen (über 90 %), ergänzt durch mineralische und tierische Bestandteile. Bei den pflanzlichen Arzneimitteln werden die unterschiedlichsten Pflanzenteile verwendet: Wurzeln, Rinden, Äste, Zweige, Blätter, Blüten und Früchte.

Die chinesische Arzneimitteltherapie ist in China mit 80–90 % Anteil das meistgenutzte Verfahren der Methoden aus der Traditionellen Chinesischen Medizin (TCM).

pers, z.B. zum Element Holz oder in den Bereich des Kopfes (die Boten).

Beispiel für die innere Organisation einer Rezeptur Diagnostiziert wurde das chinesische Syndrom »Qi-Stau mit Hitze-Entwicklung im Element Holz«. Die entsprechenden westlichen Erkrankungen wären zum Beispiel
- Entzündung und Schmerz in den Geschlechtsorganen
- Reizbarkeit und Kopfschmerzen
- Dunkle klumpige Menstruationsblutung
- Ekzeme an Händen, Ohren und/oder Füßen

Die nächste Tabelle zeigt auf, wie die gewählte Verordnung durch unterschiedliche – hierarchisch arbeitende – Wirkungsweisen aufgebaut wird.

Die Zusammengestellung dieser chinesischen Arzneimittel ist nur Ärzten und dafür zugelassenen Therapeuten erlaubt und die Verordnungen unterliegen dem deutschen Arzneimittelgesetz. Daher erhalten Sie in deutschen Apotheken nur hochkontrollierte und rückstandsfreie Arzneien und Anmischungen nur auf Rezept. Der Artenschutz wird dabei selbstverständlich beachtet und eingehalten.

So wirken chinesische Arzneimittel

Die Zubereitung der Arzneimittel durch Apotheken ist ein wichtiger Faktor für seine Wirkung. So werden beispielsweise Kräuter in bestimmter Weise getrocknet, eingelegt, erhitzt, geröstet usw. Erst durch diese Aufbereitung (Pao Zhi-Verfahren) entfaltet sich die gewünschte Wirkung aus dem Pflanzenbestandteil oder werden unerwünschte oder giftige Wirkungen aufgehoben. Auch die Mengenverhältnisse und die Dosierung entscheiden über die Wirkungen der Anmi-

Beispiel einer Verordnung gegen »Qi-Stau mit Hitze-Entwicklung im Element Holz«

Chinesischer Staat	Chinesisches Syndrom	Eine Auswahl der chinesischen Arzneimittel
Kaiser	Qi-Stau auflösen, Hitze kühlen	Qi-bewegende Mittel; Hitze kühlende Mittel
Minister (ggf. mehrere)	Hitze kühlen und ausleiten, Qi bewegen, Säfte bewegen	Kühlende und Hitze ausleitende Mittel; wärmende und dadurch Qi-bewegende Mittel; Säfte bewegende Mittel
Assistent (ggf. mehrere)	ggf. befeuchten, wenn durch die Hitze Trockenheit droht, ggf. neue Säfte bilden	Säfte spendende und befeuchtende Kräuter, die dadurch Säfte in Fluss bringen helfen; Verdaulichkeit unterstützende Kräuter
Bote	Element Holz und Energiebahnen des Holz-Elementes	Mittel, die Wirkungen zu bestimmten Leitbahnen oder Regionen bringen

So bereiten Sie Kräuterrezepturen korrekt zu

Das Befolgen der Kochanleitungen für die Kräuter nach ihrem Ursprung ist sehr wichtig!

Eine **chinesische** Kräuterrezeptur erhalten Sie von Ihrem TCM-Arzt oder -Therapeuten. Damit gehen Sie wie folgt um: Sie erhalten z. B. eine 100-g-Mischung aus Wurzeln und Rinden. Die gesamte Menge kochen Sie mit 1,5 l Wasser auf und lassen alles 20 Min. köcheln. Danach seihen Sie die Zubereitung ab und füllen den Sud in eine Glasflasche um, die Sie kühl lagern. Sie haben dann eine Kräuterrezeptur für 5 Tage vorgekocht.

2 Mal täglich trinken Sie davon jeweils 1/10 der Gesamtmenge mit warmem oder kaltem Wasser verdünnt und mit Abstand zu den Mahlzeiten.

Für eine **westliche** Kräuterrezeptur lassen Sie sich in der Apotheke 100 g einer Kräutermischung erstellen. Jede Portion bereiten Sie frisch zu. Dazu nehmen Sie je 10 g der Kräuter und kochen diese 2–3 Minuten in etwa 200 ml Wasser auf. Dann seihen Sie die Zubereitung ab und genießen sie. 2 Mal täglich trinken Sie eine Portion.

---

schungen. Einzelmittel werden im Allgemeinen nicht verordnet.

Die einzelnen chinesischen Arzneimittel erhalten jeweils Zuordnungen zu
- ihrem Temperaturverhalten
- ihrem Elementebezug
- ihrem Richtungsbezug
- ihrem Geschmack
- ihrer Wirkung

Dadurch wird eine sehr individuelle Zusammenstellung erst ermöglicht und die Wirkungen der Arzneimittel unterschieden.

Diese individuellen Anmischungen werden zum Selbst-Auskochen, als Pulver zum Anrühren oder als wasserlösliche Konzentrate zur Einnahme als Tropfen angeboten. Der Verordner (Arzt oder Therapeut) kann die verschiedenen Rezepturen auch als Salben oder Kapseln und Tabletten zusammenstellen lassen.

Das sollten Sie bei einer Selbstbehandlung beachten

In der Schwangerschaft sollten Sie ohne Absprache mit Ihrem Arzt oder TCM-Therapeuten keine Arzneimittel oder Rezepturen mehr einnehmen!

Die hier genannten Rezepturen sind nur allgemeine Empfehlungen. Keine dieser Verordnungen ist für eine längere Einnahme geeignet. Bei akuten oder anhaltenden Beschwerden sollte unbedingt ein Arzt hinzugezogen werden bzw. ein TCM-Therapeut, der eine chinesische Diagnose stellt und eine individuelle Anmischung der chinesischen Arzneimittel verordnet.

Denken Sie daran: Für die chinesischen Arzneimittel-Mischungen benötigen Sie grundsätzlich ein vom Arzt oder Heilpraktiker ausgestelltes Rezept.

Um Ihnen hier jedoch einen ersten und einfachen Zugang zur Anwendung der Prinzipien einer chinesischen Arzneitherapie zu geben, sind die im Folgenden verwendeten Rezepturen auch aus Kräutern zusammengestellt, die europäischen Ursprungs sind. Sie stehen stellvertretend und als Entsprechungen für die Kräuter aus der chinesischen Arzneitherapie. Diese sogenannten westlichen Kräuter sind in Reformhäusern und Apotheken frei verkäuflich.

Man nennt diese Übertragung des Konzeptes der chinesischen Arzneitherapie auf die in Deutschland frei verkäuflichen Kräuter »westliche Kräuter in der chinesischen Medizin«.

In diesem Buch finden Sie beide Anwendungen von Kräutern.

Zubereitung »westlicher« Kräuterrezepturen

Bemühen Sie sich, qualitativ hochwertige Kräuter zu kaufen, gern aus biologisch-kontrolliertem Anbau. In Apotheken, Reformhäusern oder Bioläden finden Sie die beste Qualität. Die Kräuter sollten immer nach Anleitung korrekt zubereitet werden, damit sich die gewünschte Wirkung im Körper entfaltet. Sie sollten eine erstellte Kräuter-Mischung mindestens 2 Mal täglich und in kleinen Schlucken trinken. Halten Sie bei der Einnahme des Kräutertees Abstand zum Essen, zum Beispiel eine Stunde nach dem Essen. Sie sollten Ihrem Kräuterrezept keine Süßungsmittel zufügen, das könnte die Kräuterwirkung verändern. Allein Honig wäre erlaubt.

Simone, 32 Jahre
Der Kräutertee hat offenbar gewirkt!

Ich habe bereits ein Kind aus einer vorherigen Beziehung, das ich auf natürlichem Weg empfangen konnte. Nun bin ich in zweiter Ehe verheiratet und wir wünschen uns weitere Kinder. Mein Kinderwunsch-Arzt hat mir die TCM-Praxis von Frau Dr. Petersen zur Mitbehandlung empfohlen, weil bereits 12 Versuche mit künstlicher Befruchtung erfolglos geblieben sind.

Das Spermiogramm meines Mannes war schlecht, daher begannen wir vor 3 Jahren mit künstlicher Befruchtung. Ich produzierte immer viele und qualitativ gute Eizellen, sodass mein Arzt viel Hoffnung hatte, aber ich wurde nie schwanger. Neben den Versuchen, in denen im Zyklus frische Eizellen gewonnen wurden (IVF), gab es auch solche, in denen mir in der Mitte eines Menstruationszyklus eingefrorene befruchtete Eizellen wieder eingesetzt wurden (Kryo-Transfer).

Inzwischen war ich ziemlich verzweifelt, denn wir hatten sehr viel Geld, Energie und »Nerven« in unseren Kinderwunsch investiert und alles ausgeschöpft, was die Reproduktionsmedizin uns bieten konnte, inklusive genetischer Untersuchungen, Anritzen der Gebärmutterschleimhaut (Scratching) und »Einkleben« der befruchteten Eizellen (Glue). Trotzdem: Nach 12 Versuchen war immer noch keine Schwangerschaft eingetreten.

Frau Dr. Petersen begann mit mir die Vorbereitung zum 13. Versuch; mein Mann wollte sich nicht mitbehandeln lassen …

Nach der chinesischen Diagnostik verschrieb mir Dr. Petersen zwei individuelle chinesische Tee-Mischungen (je eine Mischung für die erste Zyklushälfte und eine für die zweite Zyklushälfte), die ich mir selbst einmal in der Woche kochte und täglich trank. Für die Vorbereitung zu einem neuen IVF-Versuch veranschlagte Frau Dr. Petersen 3 Monate.

Als wir dann den 13. Versuch starteten, bekam ich Akupunkturbehandlungen, die die künstliche Befruchtung unterstützen, davon zwei Behandlungen vor der Eizellentnahme (Punktion) und zwei nach der Rückgabe der befruchteten Eizellen (Transfer).

Erneut hatte ich viele Eizellen produziert. Aus den befruchteten Eizellen wurden zwei sehr guter Qualität ausgewählt und in diesem Zyklus eingesetzt.

Als ich den Schwangerschaftstest machte, konnte ich mein Glück nicht fassen: Er war positiv! Dr. Petersen gab mir eine weitere Verordnung eines chinesischen Tees, um die positive Entwicklung der Schwangerschaft weiter zu unterstützen.

Was soll ich noch sagen: Mittlerweile ist der Stammhalter für den Hof geboren worden – wir haben einen gesunden Jungen bekommen.

Einzelkräuter mit Wirkung auf das Hormonsystem

In der Naturheilkunde gibt es eine ganze Reihe von Kräutern mit Wirkung auf das Hormonsystem von Mann und Frau. Bevor Sie jedoch ein möglicherweise vorhandenes hormonelles Ungleichgewicht mit diesen Kräutern behandeln, sollten Sie unbedingt einen TCM-Arzt oder Kräuter-Experten zu Rate ziehen!

Östrogene (Östradiol) unterstützend

Diese Kräuter sind vor allem in der ersten Zyklushälfte wichtig.

- Die **Traubensilberkerze** (Cimicifuga racemosa) enthält Triterpenglykoside, die sich in erster Linie günstig auf das wichtige Verhältnis von Östrogen und Progesteron auswirken.
- Die **Rhabarberwurzel** (Rheum rhaponticum) enthält Stilbenglykosid, einen Stoff mit östrogenartiger Wirkung. Es handelt sich hierbei übrigens nicht um die Rhabarberwurzel aus dem Garten (Rheum rhabarbarum)!
- **Hopfen** (Humulus lupulus) enthält pflanzliche Östrogene, daher wurde er früher von Mönchen auch zur Minderung der Libido eingenommen.

Weitere pflanzliche Stoffe, die östrogenartig wirken und damit vor allem die erste Zyklushälfte unterstützen, werden in zwei Gruppen eingeteilt: die Isoflavone und die Lignane (sogenannte Phytoöstrogene). Diese kommen auch in zahlreichen Lebensmitteln wie z. B. in **Soja**-Produkten oder beim **Rotklee** (Trifolium pratense) vor.

Östriol unterstützend

Östriol ist ein Hormon mit überwiegender Wirkung auf Schleimhäute im Körper.
- Den Inhaltststoffen der Wurzel von **Beinwell** (Symphytum officinale) wird östriolähnliche Wirkung zugesprochen.
- **Lein** (Linum usitatissimum) enthält Lignane, die bei der Hormonbildung notwendige Enzyme regulieren. Der Samen und die Pflanze sind stärker wirksam als das Leinöl.

Progesteron unterstützend

Diese Kräuter sind vor allem in der zweiten Zyklushälfte wichtig
- **Mönchspfeffer** (Vitex Agnus-Castus), auch Keuschlamm genannt, regt den Gelbkörper an, mehr Hormon auszuschütten. Es werden die Früchte des Baumes verwendet. Er hat auch eine regulierende Wirkung auf den Prolaktinspiegel von Frauen, indem er auf die Hypophyse wirkt. Der Mönchspfeffer hemmt ebenfalls Androgene (männliche Geschlechtshormone), was die Mönche sich früher zunutze machten (daher der Name).
- Vom **Beifuß** (Artemisia vulgaris) werden Kraut und Wurzel verwendet. Er fördert den Eisprung und reguliert die Regelblutung.
- Die Flavonoide aus der **Scharfgarbe** (Alchemilla millefolium) wirken auf den Progesteron-Spiegel.
- Vom **Frauenmantel** (Alchemilla vulgaris) verwendet man das blühende Kraut ohne Wurzeln, das Phytosterine enthält. Eingesetzt wird Frauenmantel auch zum Erhalt einer Schwangerschaft.
- Besonders die **Yamswurzel** (Dioscorea mexicana), aber auch die **Lichtwurzel** (Dioscorea batata) enthalten Diosgenin, woraus der Körper Progesteron und DHEA herstellen kann.

Testosteron unterstützend

Auch Frauen haben Testosteron, ein sogenanntes männliches Geschlechtshormon, etwa ein Drittel der Menge eines Mannes. Es wird unter anderem aus einer Vorstufe von Progesteron und aus DHEA gebildet und ist an vielen Körperprozessen beteiligt, unter anderem beim Muskel-Aufbau.
- Die Samen des **Bockshornklee** (Trigonella foenum graecum) enthalten von Diosgenin abgeleitete Steroidsaponine, die hormonähnlich sind und den Testosteron-Spiegel erhöhen.
- In der **Brennnessel** (Urtica dioica) finden sich Phytosterole, die das Wachstum der Prostata hemmen. Ihre Wurzel enthält Oxo-Säure und Aromatase-Hemmstoffe, die den Umbau von Testosteron in Östrogen ins Gleichgewicht bringen können.
- Die Früchte des **Erd-Burzeldorn** (Tribulus terrestris) enthalten hormonartige Stoffe, denen potenzfördernde Wirkung nachgesagt wird (Saponine und Phytosterine). Bei Männern steigert er die Produktion von Progesteron-Vorstufen, die in Testosteron umgewandelt werden. Bei Frauen wird die Follikelbildung stimuliert.

- **Ginseng** (Panax ginseng) enthält Ginsenoside, die stimulierend auf die Testosteron-Produktion wirken, sodass auch bei Frauen das Verhältnis von Progesteron/Östrogen und Testosteron reguliert wird.
- Der Wurzelstock von **Ingwer** (Zingiber officinale) soll die Potenz fördern. Anderen Ingwergewächsen wie Kardamom oder Kurkuma werden ebensolche Eigenschaften zugesprochen.
- Auch **Knoblauch** (Allium sativum), **Kürbis** (Cucurbita pepo), **Sägepalme** (Serenoa repens) und andere Heilpflanzen sind Testosteron-wirksam.
- Die **Yamswurzel** (Dioscorea mexicana) enthält in relativ hohen Mengen den Ausgangsstoff (Diosgenin) für bioidentische Hormone oder auch für die erste Anti-Baby-Pille.

Mögliche Ursachen ungewollter Kinderlosigkeit

Es gibt viele Gründe, wenn ein Paar ungewollt kinderlos bleibt, nicht nur das fehlende Timing beim Geschlechtsverkehr.

Zu den bekannten Störfaktoren gehören äußere Einflüsse, Stress, Essstörungen sowie Über- oder Untergewicht (Seite 120). Eine individuelle schulmedizinische Diagnose kann natürlich nur Ihr behandelnder Gynäkologe oder Urologe stellen.

Fruchtbarkeitsstörungen durch Umweltbelastung

Die erhöhte Zufuhr von Östrogenen aus der Umwelt kann zu einer sogenannten Östrogen-Dominanz führen. Östrogen-Dominanz bedeutet, dass das Gleichgewicht zwischen Östrogen und Progesteron, den beiden Hormonen, die die erste und zweite Zyklushälfte stark beeinflussen, gestört ist.

Das Zuviel an Östrogenen kommt leider häufig aus der Umwelt und stört unser hormonelles Gleichgewicht. Die sogenannten Xenoöstrogene und Parabene sind nur ein Beispiel: Sie stammen unter anderem aus Kunststoffflaschen, Lebensmittelverpackungen, Dosen, Teflon-Beschichtungen, Weichspülern, Kosmetik, Pestiziden und anderen sehr weit verbreiteten Quellen und ihre Aufnahme ist heute kaum zu vermeiden. Bisphenol A und auch die teilweise wieder ausgeschiedenen synthetischen Hormone z. B. der Anti-Baby-Pille finden sich im Trinkwasser und sind ebenfalls problematisch. All dies summiert sich im Laufe des Lebens und beeinflusst auch den Hormonspiegel bei Frauen und auch bei Männern.

Eine relative Östrogen-Dominanz kann auch dadurch auftreten, dass weniger Progesteron gebildet wird, z. B. durch eine Gelbkörperschwäche (Seite 78).

Hormonelle Ursachen bei der Frau

Verschiedene Hormonstörungen können die Eizellreifung beeinträchtigen. Diese Hormonstörungen lassen sich durch spezielle Messungen aus dem Blut und Speichel feststellen. Wie Sie selbst einen Speichel-Hormontest durchführen können Sie in der Box »So führen Sie einen Speicheltest durch« (Seite 21) nachlesen.

Die Regulation des weiblichen Monatszyklus erfolgt durch ein kompliziertes Zusammenspiel verschiedener Organe und zahlreicher Hormone. Unter dem Einfluss verschiedener Gehirnteile werden in der Hirnanhangdrüse (Hypophyse) Hormone gebildet, die die Reifung von Eizellen in den Eierstöcken bewirken. Die Eierstöcke andererseits schütten Hormone aus, die wiederum die Bildung von Hirnanhangdrüsenhormonen stimulieren, aber auch bremsen können. Die wichtigsten Hormone der Eierstöcke sind Östrogene, Progesteron und Androgene. Auch andere Organe bzw. Hormonsysteme greifen in diesen Regelkreis ein, wie zum Beispiel Hormone der Schilddrüse. Daher sollten Schilddrüsenfunktionsstörungen erkannt und behandelt werden.

Androgenstörungen Androgene sind Hormone, die in den Eierstöcken und Nebennierenrinden gebildet werden. Mitunter treten Vermännlichungserscheinungen wie Akne, Haarausfall und vermehrte Körperbehaarung auf, wenn diese Hormone im Übermaß gebildet werden. Erhöhte Androgenwerte der Frau führen meist zu einer Beeinträchtigung der Follikelreifung.

Prolaktinstörungen Das Prolaktin (PRL) ist ein Hormon der Hirnanhangdrüse. Durch Stress, Medikamente (z. B. Antihistaminika oder Psychopharmaka) und oft noch unbekannte Ursachen kann eine verstärkte Prolaktin-Ausschüttung erfolgen, die die Reifung der Eizellen beeinträchtigt.

Progesteronmangel Die Wahrscheinlichkeit für einen Progesteronmangel nimmt mit dem Alter der Frau zu. Da Progesteron für den Erhalt einer frühen Schwangerschaft eine wichtige Rolle spielt, sollten erste Anzeichen von Zyklusveränderungen, zum Beispiel Schmierblutungen oder Zyklusverkürzungen, nicht ignoriert werden, sondern mit dem Frauenarzt besprochen und falls nötig behandelt werden.

Störungen der Wege der Spermien oder der Eizelle

Veränderungen, die die Wege der Samenzellen oder der Eizelle behindern (zum Beispiel Gewebeverklebungen in den Eileitern nach Entzündungen, Myome, Endometriose), können ebenfalls Grund für die Unfruchtbarkeit einer Frau oder eines Mannes sein.

Störungen im Gebärmutterhals (Zervix) Im Gebärmutterhals liegen Drüsen, in denen zähflüssiger Schleim für Verschluss- und Abwehrfunktionen gegen Krankheiterreger gebildet wird. Unter dem Einfluss der vor dem Eisprung stark ansteigenden Östrogene wird dieser Zervix-Schleim vermehrt, klarer und dünnflüssiger, sodass überhaupt erst ein Transport oder ein Heranschwimmen der Spermien stattfinden kann. Diese Funktion kann nach Operationen, durch Entzündungen oder hormonell bedingt gestört sein.

Störungen in der Gebärmutter (Uterus) Mechanische Hindernisse im Uterus sind selten. Der Auf- und Umbau der Gebärmutterschleimhaut im Zyklusverlauf hat entscheidende Bedeutung für die Einnistung der befruchteten Eizelle.

Störungen in den Eileitern (Tuben) Eileiter fangen das aus dem Eierstock gesprungene Ei im Bauchraum auf und leiten es zur Gebärmutter weiter. Zu jedem der 2 Eierstöcke führt je ein Eileiter. Nicht selten führen (auch unbemerkt) aufgetretene Entzündungen in diesem Bereich (Salpingitis) zu einer Verengung oder einem Verschluss des Eileiters. Dadurch können Spermium und Eizelle nicht zueinanderkommen. Diese kann ein- oder beidseitig auftreten. Nicht immer ist zur Diagnostik eine Bauchspiegelung notwendig. Heute können viele Befunde durch eine schonende Ultraschall-Untersuchung geklärt werden, zum Beispiel mit der Echovist-Methode.

Störungen in den Eierstöcken (Ovarien) In den Eierstöcken werden Östrogene, Progesteron, Androgene gebildet, die im Leben einer Frau eine wichtige Rolle spielen. Die Bildung dieser Hormone unterliegt komplizierten Regulationsmechanismen. Auch psychische Einflüsse und Stressfaktoren spielen für die Eierstockfunktion eine erhebliche Rolle und können zum Beispiel Eierstockzysten begünstigen.

Gelbkörperschwäche und Follikelreserve

Anders als der Mann, dessen Spermien sich laufend neu bilden, wird die Frau bereits mit allen Eizellen (Follikeln) geboren. Schon vor der eigenen Geburt verliert die zukünftige Frau erste Follikel, und bei ihrer Pubertät stehen noch etwa 400.000 zur Verfügung. Zum Eisprung (Ovulation) kommen im Leben einer Frau ca. 400 Follikel (ca. 33 Jahre Zyklus bei 12 Zyklen/Jahr). Mit zunehmendem Alter der Frau wird die sogenannte Follikel-Reserve oder ovarielle Reserve deutlich kleiner. Da alle Follikel im Eierstock an der Östrogenproduktion beteiligt sind, verbleiben im Laufe der Zeit immer weniger Zellen, die Östrogen (Östradiol) bilden, was die Fruchtbarkeit bereits jetzt herabsetzt. Es entstehen dann erste Follikelreifungsstörungen und in der Folge eine Gelbkörperschwäche durch den sprungbereiten, aber ggf. etwas unreifen Follikel, dessen Follikelzellen das Progesteron für die zweite Zyklushälfte produzieren sollte. Dies macht sich zum Beispiel durch Zyklusstörungen (Seite 13) bemerkbar. Im Vorfeld der Menstruation werden zudem häufiger Kopfschmerzen, Brustspannen, Wassereinlagerungen und Reizbarkeit beobachtet. Auch ist der Follikel möglicherweise nicht so gut befruchtbar. Erst im Laufe der Zeit entstehen anovulatorische Zyklen (Zyklen ohne Eisprung) mit wenig oder keiner Regelblutung und am Ende das Ausbleiben der Blutung. Diese hormonellen Schwankungen sind individuell und nehmen mit dem Alter zu. Lebensweise und genetische Anlagen tragen ihren Teil dazu bei.

Ovarielle Reserve Die sogenannte ovarielle Reserve (auch Follikel- oder Eizell-Reserve genannt) spiegelt das vorhandene oder verbliebene Potential der Eierstöcke wider. Sie sagt aus, wie hoch die verbliebenen Chancen auf eine Schwangerschaft bei der Frau sind bzw. welche Maßnahmen getroffen werden und wie viel Unterstützung notwendig wäre, um die Chancen auf eine Schwangerschaft zu verbessern. Zur Bestimmung der ovariellen Reserve wird die Höhe von Östradiol und FSH und heute auch vom Anti-Müller-Hormon (AMH) im Blut gemessen. Die erste Blutentnahme sollte am Tag 3 bis 5 nach Einsetzen der Menstruation erfolgen (Seite 20).

Sterilitätsursachen beim Mann

Etwa die Hälfte der gefundenen Ursachen für ungewollte Kinderlosigkeit findet sich beim Mann. Eine mehr oder weniger deutliche Einschränkung der Samenqualität findet man bei fast der Hälfte der Paare mit unerfülltem Kinderwunsch! Nicht alle Auslöser dafür sind bekannt, doch auch beim Mann spielt unter anderem das Alter eine Rolle.

Neben einem großen Teil noch unbekannter Faktoren sind folgende Ursachen möglich und sollten ausgeschlossen werden:

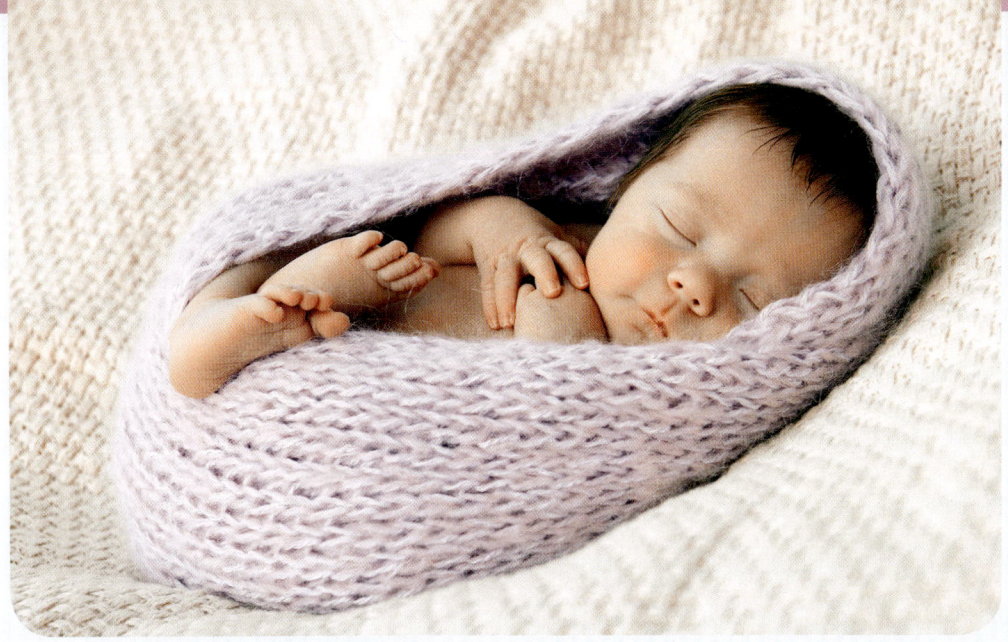

⬆ Ungewollte Kinderlosigkeit kann viele Gründe haben.

- genetische Störungen (Störungen der Erbanlagen)
- frühere Entzündungen oder andere Erkrankungen in den männlichen Geschlechtsorganen
- Durchblutungsstörungen am Hoden (zum Beispiel Krampfadern)
- hormonelle Störungen
- immunologische Faktoren (Störungen der eigenen Abwehr)

OAT-Syndrom Das OAT-Syndrom (Oligo-Astheno-Teratozoospermie-Syndrom) beschreibt, in welchen Bereichen sich ein Spermiogramm (Seite 155) verändert hat. So kann bei der Azoospermie durch entzündlich bedingten Verschluss der Samenleiter der Samenerguss keine Spermien enthalten oder weiterleiten. Die Zahl der Spermien kann reduziert sein, dann spricht man von Oligozoospermie. Ist die Beweglichkeit der Spermien beeinträchtigt, nennt man das Asthenozoospermie. Und wenn der anatomische Aufbau der Spermien gestört ist, diese fehlgeformt sind und dadurch die Zahl der Samenzellen mit gesunder Form sinkt, spricht man von Teratozoospermie. Diese Symptome können verschieden stark ausgeprägt sein und in Kombination vorkommen. Treffen alle diese Faktoren gleichzeitig zu, handelt es sich um ein so genanntes OAT-Syndrom.

Auch kurzfristige Einflüsse, zum Beispiel Erkältungen oder auch Alkoholkonsum, beeinträchtigen die Spermien. Länger andauernde Einflüsse wie Stress, Übergewicht, falsche Ernährung, Rauchen und Bewegungsmangel beziehungsweise -überfluss haben ebenfalls direkten Einfluss auf die Qualität der Spermien.

Einen guten Teil davon können Sie mit den Tipps und Anregungen in diesem Buch gut beeinflussen. Daher empfiehlt es sich, den 5-Elemente-Test (Seite 25) durchzuführen und anschließend den entsprechenden Empfehlungen zu folgen.

Kräuterrezepturen für das Element Holz

Die im Folgenden genannten Vorschläge passen besonders gut, wenn Sie im 5-Elemente-Test bei Holz mehr als 8 Punkte hatten. Sie haben jedoch auch allgemein positiven Einfluss im Bereich der Fruchtbarkeit. Die westlichen Kräuterrezepturen können Sie selbst herstellen oder in einer Apotheke kaufen, die chinesischen lassen Sie sich bitte von einem TCM-Arzt oder -Therapeuten verschreiben. Beachten Sie bitte auch die Überschriften zu den Kräuter-Rezepturen und wenden Sie die an, die am ehesten zu Ihren Beschwerden passen.

Einzelkräuter zum Trinken für das Element Holz

Befindet sich das Holz-Element bei Ihnen im Ungleichgewicht, sollten Sie z. B. Folgendes häufiger trinken: Pfefferminztee, Ingwertee, Weizengrassaft.

Kräuterrezept bei Prämenstruellem Syndrom

Westliche Kräuterrezeptur	Chinesische Kräuterrezeptur
25 g Borretschkraut (Herba Boraginis) 20 g Johanniskraut (Herba Hyperici) 30 g Mönchspfeffersamen (Semen Agni casti) 25 g Traubensilberkerzenwurzel (Radix Cimicifugae)	9 g Angelikawurzel (Dang Gui, Radix Angelica sinensis) 9 g Lerchenspornwurzelstock (Yan Hu Suo, Rhizoma Corydalis) 6 g Kiefernschwamm (Fu Ling, Poria) 3 g Süßholzwurzel (Gan Cao, Radix Glycyrrhizae) 6 g Teufelszwirnsamen (Tu Si Zi, Semen Cuscutae)

Kräuterrezept bei Spannungskopfschmerzen

Westliche Kräuterrezeptur	Chinesische Kräuterrezeptur
25 g gelbe Jasminblüte (Flos Gelsemii sempervirens) 20 g Weidenrinde (Cortex Salicis) 15 g Johanniskraut (Herba Hyperici) 10 g Kamillenblüten (Flos Matricariae) 10 g Minzblätter (Folium Menthae)	9 g Rote Pfingstrosenwurzel (Chi Shao, Cortex Moutan) 6 g Saflorblüten (Hong Hua, Flos Carthami) 6 g Silberkerzenwurzelstock (Sheng Ma, Rhizoma Cimicifugae) 3 g Liebstöckelwurzelstock (Chuan Xiong, Rhizoma Chuanxiong)

Die in der folgenden Tabelle angegebene Kräuterrezeptur hilft bei schwacher Blutung und/oder verschiedenen oder zu langen Menstruationszyklen.

Kräuterrezept bei Menstruationsproblemen

Westliche Kräuterrezeptur	Chinesische Kräuterrezeptur
60 g Mönchspfeffersamen (Semen Agni casti) 40 g Rosmarinblätter (Folium Rosmarini)	9 g Angelikawurzel (Dang Gui, Radix Angelica sinensis) 15 g Rotwurzsalbeiwurzel (Dan Shen, Radix Salviae miltiorrhizae) 6 g Nussgraswurzelstock (Xiang Fu, Rhizoma Cyperi) 10 g Federweißdornbeeren (Shan Zha, Fructus Crataegi)

Kräuterrezepturen für das Element Feuer

Die im Folgenden genannten Vorschläge passen besonders gut, wenn Sie im 5-Elemente-Test bei Feuer mehr als 8 Punkte hatten. Sie haben jedoch auch allgemein positiven Einfluss im Bereich der Fruchtbarkeit. Die westlichen Kräuterrezepturen können Sie selbst herstellen, die chinesischen lassen Sie sich bitte von einem TCM-Arzt oder -Therapeuten verschreiben. Beachten Sie bitte auch die Überschriften zu den Kräuter-Rezepturen und wenden Sie die an, die am ehesten zu Ihren Beschwerden passen.

Einzelkräuter zum Trinken für das Element Feuer

Befindet sich das Feuer-Element bei Ihnen im Ungleichgewicht, sollten Sie z. B. Folgendes häufiger trinken: Melisse, Johanniskraut, Passionsblume, Hopfen.

Kräuterrezept bei Schlafstörungen

Westliche Kräuterrezeptur	Chinesische Kräuterrezeptur
15 g Lavendelblüten (Flos Lavendulae) 25 g Passionsblume (Passiflora incarnata) 20 g Melissenblätter (Folium Melissae) 40 g Baldrianwurzel (Rhizoma Valerianae)	12 g Bocksdornfrüchte (Gou Qi Zi, Fructus Lycii) 12 g gekeimte Gerste (Mai Ya, Fructus Hordei germinatus) 6 g Schisandra-Früchte (Wu Wei Zi, Fructus Schisandrae) 4 g Kiefernschwamm (Fu Ling, Poria)

Kräuterrezept bei Schwindel

Westliche Kräuterrezeptur	Chinesische Kräuterrezeptur
20 g Johanniskraut (Herba Hyperici) 20 g Knoblauchzehen (Absud auf 1 l Wasser) (Bulbus Alii sativi) 20 g Lavendelblüten (Flos Lavendulae) 40 g Majorankraut (Herba Majoranae)	9 g rote Pfingstrosenwurzel (Chi Shao, Radix Paeonia rubra) 6 g Saposhnikovia-Wurzel (Fang Feng, Radix Ledebouriellae) 9 g Kopoubohnenwurzel (Ge Gen, Radix Puerariae) 6 g Saflorblüten (Hong Hua, Flos Carthami)

Kräuterrezept bei Nervosität

Westliche Kräuterrezeptur	Chinesische Kräuterrezeptur
20 g Borretschkraut (Herba Boraginis) 20 g Eisenkraut (Herba Verbenae) 20 g Kamillenblüten (Flos Matricariae) 15 g Stiefmütterchenkraut (Herba Violae tricoloris) 25 g Melissenblätter (Folium Melissae)	12 g Schlangbartwurzel (Mai Dong, Radix Ophiopogonis) 6 g Saflorblüten (Hong Hua, Flos Carthami) 6 g Schisandra-Früchte (Wu Wei Zi, Fructus Schisandrae) 6 g Chrysamthemenblüten (Ju Hua, Flos Chrysamthemi)

Kräuterrezepturen für das Element Erde

Die im Folgenden genannten Vorschläge passen besonders gut, wenn Sie im 5-Elemente-Test bei Erde mehr als 8 Punkte hatten. Sie haben jedoch auch allgemein positiven Einfluss im Bereich der Fruchtbarkeit. Die westlichen Kräuterrezepturen können Sie selbst herstellen, die chinesischen lassen Sie sich bitte von einem TCM-Arzt oder -Therapeuten verschreiben. Beachten Sie bitte auch die Überschriften zu den Kräuter-Rezepturen und wenden Sie die an, die am ehesten zu Ihren Beschwerden passen.

Einzelkräuter zum Trinken für das Element Erde

Befindet sich das Erde-Element bei Ihnen im Ungleichgewicht, sollten Sie z. B. Folgendes häufiger trinken: Fenchel, Ingwer, Süßholz.

Kräuterrezept bei Blähungen

Westliche Kräuterrezeptur	Chinesische Kräuterrezeptur
15 g Fenchelfrüchte (Fructus Foeniculi)	6 g Rettichsamen (Lai Fu Zi, Semen Raphani)
15 g Korianderfrüchte (Fructus Coriandri)	9 g Bocksdornfrüchte (Gou Qi Zi, Fructus Lycii)
20 g Engelwurz (Radix Angelica archangelica)	3 g Fenchelfrüchte (Xiao Hui Xiang, Fructus Foeniculi)
15 g Kümmel (Fructus Carvi)	9 g Fiederweissdornbeeren (Shan Zha, Fructus Crataegi)
20 g Kalmuswurzel (Rhizoma Calami)	18 g Yamswurzelknollen (Shan Yao, Rhizoma Dioscoreae)
15 g Enzianwurzel (Radix Gentianae)	

Die Kräuterrezeptur in der folgenden Tabelle unterstützt Sie beim Abnehmen, indem sie den Stoffwechsel anregt.

Kräuterrezept für den Stoffwechsel

Westliche Kräuterrezeptur	Chinesische Kräuterrezeptur
30 g Löwenzahnkraut (Herba Taraxaci)	5 g Chinesische Rhabarberwurzel (Da Huang, Radix et Rhizoma Rhei) (5 Min. kochen)
30 g Schafgarbenkraut (Herba Achilleae millefolii)	3 g Sennesblätter (Fan Xie Ye, Folium Sennae)
15 g Kamillenblüten (Flos Matricariae)	9 g Schlangenbartwurzel (Mai Dong, Radix Ophiopogonis)
25 g Tausendgüldenkraut (Herba Centaurii)	10 g Fiederweißdornbeeren (Shan Zha, Fructus Crataegi)

Kräuterrezept bei Erschöpfung

Westliche Kräuterrezeptur	Chinesische Kräuterrezeptur
50 g Angelikawurzel (Radix Angelicae)	5 g Glehniawurzel (Bei Sha Shen, Radix Glehniae)
5 g Lavendelblüten (Flos Lavendulae)	6 g Saflorblüten (Hong Hua, Flos Carthami)
20 g Rosmarinblätter (Folium Rosmarini)	9 g Achyranthiswurzel (Niu Xi, Radix Achyranthis)
25 g Tausendgüldenkraut (Herba Centaurii)	6 g Curcumawurzelknollen (Yu Jin, Radix Curcumae)

Kräuterrezepturen für das Element Metall

Die im Folgenden genannten Vorschläge passen besonders gut, wenn Sie im 5-Elemente-Test bei Metall mehr als 8 Punkte hatten. Sie haben jedoch auch allgemein positiven Einfluss im Bereich der Fruchtbarkeit. Die westlichen Kräuterrezepturen können Sie selbst herstellen, die chinesischen lassen Sie sich bitte von einem TCM-Arzt oder -Therapeuten verschreiben. Beachten Sie bitte auch die Überschriften zu den Kräuter-Rezepturen und wenden Sie die an, die am ehesten zu Ihren Beschwerden passen.

Einzelkräuter zum Trinken für das Element Metall

Befindet sich das Metall-Element bei Ihnen im Ungleichgewicht, sollten Sie z. B. Folgendes häufiger trinken: Ingwer, Thymian, Eukalyptus, Fenchel.

Kräuterrezept bei Akne

Westliche Kräuterrezeptur	Chinesische Kräuterrezeptur
25 g Birkenblätter (Folium Betulae) 25 g Engelwurzwurzel (Radix Angelica archangelica) 25 g Ringelblumen (Flos Calendulae) 25 g Hamamelisblätter (Folium Hamamelidis)	10 g Kopoubohnenwurzel (Ge Gen, Radix Puerariae) 6 g Saflorblüten (Hong Hua, Flos Carthami) 9 g rote Pfingstrosenwurzel (Chi Shao, Radix Peonniae rubrae) 6 g Saposhnikoviawurzel (Fang Feng, Radix Ledebouriellae)

Kräuterrezept bei Nebenhöhlenentzündungen

Westliche Kräuterrezeptur	Chinesische Kräuterrezeptur
20 g Kamillenblüten (Flos Matricariae) 30 g Thymiankraut (Herba Thymi) 20 g Salbeiblätter (Folium Salviae) 10 g Eukalyptusblätter (Folium Eucalypti) 20 g Primelblüten (Flos Primulae)	9 g Chrysamthemenblüten (Ju Hua, Flos Chrysmthemi) 6 g sibirische Spitzklettenfrüchte (Cang Er Zi, Fructus Xanthii) 6 g grazile Bambusblätter (Dan Zhu Je, Herba Lophatheri) 9 g Geißblattblüten (Jin Yin Hua, Flos Lonicerae) 9 g Baikal-Helmkrautwurzel (Huang Qin, Herba Scutellaria)

Kräuterrezept bei Heuschnupfen

Westliche Kräuterrezeptur	Chinesische Kräuterrezeptur
20 g Acerolakirsche (Fructus Malpighiae glabrae) 20 g Fenchelfrüchte (Fructus Foeniculi) 20 g Paprika rot (Capsicum) 20 g Grünkohlblätter (Folium Brassicae) 20 g Meisterwurzwurzelstock (Rhizoma Imperatoriae)	9 g sibirische Spitzklettenfrüchte (Cang Er Zi, Fructus Xanthii) 15 g Magnolienblüten (Xin Yi, Flos Magnoliae) 6 g Bambusrohrstreifen (Zuh Ru, Caulis in taeniam Bambusae) 6 g Strauchpäonienwurzelrinde (Mu Dan Pi, Cortex Moutan)

Kräuterrezepturen für das Element Wasser

Die im Folgenden genannten Vorschläge passen besonders gut, wenn Sie im 5-Elemente-Test bei Wasser mehr als 8 Punkte hatten. Sie haben jedoch auch allgemein positiven Einfluss im Bereich der Fruchtbarkeit. Die westlichen Kräuterrezepturen können Sie selbst herstellen, die chinesischen lassen Sie sich bitte von einem TCM-Arzt oder -Therapeuten verschreiben. Beachten Sie bitte auch die Überschriften zu den Kräuter-Rezepturen und wenden Sie die an, die am ehesten zu Ihren Beschwerden passen.

Einzelkräuter zum Trinken für das Element Wasser

Befindet sich das Wasser-Element bei Ihnen im Ungleichgewicht, sollten Sie z. B. Folgendes häufiger trinken: getrockneten Ingwer, Zimtrinde, Kardamom.

Kräuterrezept bei Prostataentzündung

Westliche Kräuterrezeptur	Chinesische Kräuterrezeptur
30 g Kürbiskerne (Semen Cucurbitae) 30 g Sägepalmensamen (Semen Sebalis serrulati) 10 g Roggenpollenextrakt (Cereale Secale) 20 g Brennesselkraut (Folium Urticae urensis) 10 g Weidenröschen (Flos Epilobii hirsuti)	20 g Yamswurzelknollen (Shan Yao, Rhizoma Dioscoreae) 9 g Wildhimbeerfrüchte (Fu Pen Zi, Fructus Rubi) 6 g Achyranthiswurzel (Niu Xi, Radix Achyranthis bidentatae) 6 g Liebstöckelwurzelstock (Chuan Xiong, Rhizoma Chuanxiong)

Kräuterrezept bei Rücken- und Kreuzbeschwerden

Westliche Kräuterrezeptur	Chinesische Kräuterrezeptur
20 g Andornkraut (Herba Marrubii vulgaris) 20 g Schafgarbenkraut (Herba Achilleae millefolii) 60 g Weidenrinde (Cortex Salicis)	9 g Rotwurzsalbeiwurzel (Dan Shen, Radix Salviae miltiorrhizae) 9 g chinesische Angelikawurzel (Dang Gui, Radix Angelica sinesensis) 6 g Bocksdornfrüchte (Gou Qi Zi, Fructus Lycii) 9 g Rehmanniawurzel (Sheng Di Huang, Radix Rhemanniae praeparata)

Kräuterrezept bei Reizblase

Westliche Kräuterrezeptur	Chinesische Kräuterrezeptur
20 g Kürbiskerne (Semen Cucurbitae) 20 g Goldrutenkraut (Herba Solidaginis aureae) 20 g Brennesselkraut (Folium Urtica urensis) 20 g Birkenblätter (Folium Betulae) 20 g Bärentraubenblätter (Folium Uvaeursi)	10 g Vogelknöterichkraut (Bian Xu, Herba Poligoni avicularis) 6 g Clematis armandii Stegel (Chuan Mu Tong, Caulis Clematis armandii) 6 g grazile Bambusblätter (Dan Zhu Ye, Herba Lophatheri)

Multitalent Ingwer

Ein etwa daumengroßes Stück der frischen Ingwerwurzel ohne Schale in schmale Scheiben schneiden. Mit 1 bis 2 Tassen Wasser kurz aufkochen und 10 Min. ziehen lassen. Bei Bedarf je nach Geschmack mit braunem Zucker oder Honig süßen. Wer es mag, kann die Ingwerscheiben gern auch essen.

Frischer Ingwer (chinesisch: Sheng Jiang) ist ein bekanntes Heilmittel in der TCM und wird in verschiedenen Zubereitungsformen oder in individuellen Arznei-Anmischungen von den Ärzten und Therapeuten für Chinesische Arzneitherapie verwendet. Frischer Ingwer gilt als scharf und erwärmend und kann dadurch Störfaktoren wie Wind oder Kälte lösen, und aus dem Körper ausleiten. Er befreit und stärkt somit den Körper. Bei gerade beginnenden Infekten ist Ingwertee oder -wasser (auch abgekühlt) genau das Richtige! Und er wirkt auch gegen Verdauungsbeschwerden und bei allgemeiner Erschöpfung, dann sollte er kürzer gekocht werden (2 Min.) oder nur 5 Min. ziehen.

Merke In der Schwangerschaft sollte frischer oder getrockneter Ingwer übrigens nur in Maßen angewendet werden, da er Energien und Säfte im Körper auch stark bewegt, was bei einer Schwangerschaft unerwünscht ist.

Ernährung nach den 5 Elementen

Die Ernährung als weiteres Inneres Verfahren reguliert ebenfalls die individuelle Gesundheit und ist daher ein wichtiger Aspekt bei Kinderwunsch.

Ernährung und Lebensstil eines Menschen sind in der TCM von großer Bedeutung und beeinflussen auch die Fruchtbarkeit. Man kann bestimmte Bereiche und Vorgänge im Körper nähren und stärken oder das Füttern krankhafter Prozesse oder Stress vermindern.

Bestandteile der Ernährung nach TCM

Die chinesische Ernährungslehre sieht vorwiegend Getreide und frisches Gemüse (50 bzw. 20%), Hülsenfrüchte (15%), Obst, Nüsse und Samen (15%) und im Übrigen (5%) Fleisch, Fisch und Milchprodukte aus Soja oder Getreide (Sojamilch, Hafermilch oder Reismilch) vor.

Aus Sicht der Traditionellen Chinesischen Ernährungslehre sind die Nahrungsmittel entweder energiereich oder aromatisch. Mit »energiereich« ist dabei nicht die Kalorienzufuhr gemeint, sondern vielmehr die Fähigkeit, das Qi – die Lebensenergie – zu stärken.

Energiereiche Kost wie Getreide und Gemüse sind leicht und vitalisierend. Aromatische, geschmackreiche Kost ist dagegen schwerer verdaulich und nahrhaft und häufig feucht, saftig oder fettig (wie zum Beispiel tierische Produkte sowie bestimme Getreide, Früchte oder Nüsse).

Unsere Ernährung sollte beide Anteile enthalten, also energiereich und aromatisch sein.

Gekocht ist leichter verdaulich

Die Nahrung sollte in der Regel gekocht werden, denn dadurch wird sie leichter verdaulich, und die Nährstoffe können vom Körper besser aufgenommen werden. Zwar ist Rohkost nährstoffhaltiger als gekochte Nahrung, da manche Nährstoffe beim Kochen verloren

gehen, aber im Endeffekt nimmt man durch gekochte und verdaulicher gemachte Nahrung Nährstoffe leichter auf. Der Grad der Verdaulichkeit wird durch jeden Prozess erhöht, bei dem der Nahrung Energie (zum Beispiel in Form von Kleinschneiden, Raspeln oder Stampfen) oder Wärme (etwa in Form von Kochen oder Erwärmen) zugeführt wird. Auch der Filterprozess in der Verdauung wird dadurch vereinfacht.

Die Verdauung wird in der TCM als Koch- und Filterstation dargestellt, in der die Nahrung erwärmt und in gute klare Säfte und trübe Säfte aufgeteilt wird. Die klaren Säfte werden in die Körpersäfte überführt und die sogenannten trüben Säfte werden mit dem Urin oder am Ende des Verdauungsvorgangs ausgeschieden. In der westlichen Naturheilkunde entsprächen die trüben Körpersäfte der chinesischen Medizin Schlacken, Stoffwechselgiften oder einer Übersäuerung.

Je besser dieser Filterprozess gelingt, desto geringer ist die Belastung des Körpers durch die Verdauung oder wenig gereinigte Körpersäfte. Die Qualität des Blutes und der Säfte (Yin) steigt und damit auch die Fruchtbarkeit.

Gute Ernährungsgewohnheiten aus Sicht der chinesischen Diätetik sind zudem:
- das Essen genießen
- Nahrungsmittel aus der Region essen
- qualitativ hochwertige Nahrung essen – heutzutage ggf. Bio-Qualität
- sich beim Essen entspannen
- gründlich kauen
- sich nur zu ⅔ satt essen
- während des Essens nicht viel trinken, vor allem keine kalten Getränke
- ein regelmäßiges Frühstück ist wichtig, ebenso ein Mittagessen
- das Abendessen nicht zu spät einnehmen
- den Darm am besten am frühen Morgen leeren

Nahrungsmittel, die Sie meiden sollten

Folgende Nahrungsmittel sollte man gemäß der chinesischen Ernährungslehre generell wenig zu sich nehmen:
- Kuhmilch (weiterverarbeitet zu Sahne, Butter oder Joghurt wäre besser)
- Weizen (außer als Feuer-Typ)
- gebratene, gegrillte oder angebrannte Speisen
- Nahrungsmittel mit vielen künstlichen Zusatzstoffen
- Kaffee (in Maßen)
- Zucker (in Maßen)
- ungesättigte Öle
- tierische Fette
- konserviertes Fleisch

Wirkungsweise der Nahrungsmittel nach den 5 Elementen

Wenn Nahrungsmittel zur Beeinflussung von Regulationsstörungen des Körpers dienen sollen, die auch die Ursache ungewollter Kinderlosigkeit sein können, werden die Nahrungsmittel in der chinesischen Diätetik nach verschiedenen Kriterien eingeteilt (Seite 89). Unterschieden werden Wirkungen auf:
- eines der fünf Elemente,
- Yin und Yang (nährend oder aromatisch),
- die thermische Wirkung (kühlend bis wärmend) und
- die Geschmacksrichtung und deren Wirkung auf den Körper.

Die thermische Wirkung eines Nahrungsmittels, also ob es kühlend oder erwärmend wirkt, hängt vom Klima, der Jahreszeit sowie von Anbau und Zubereitung ab.

Wachsen Nahrungsmittel in warmen Regionen, wie zum Beispiel Orangen oder Melonen, dann wirken sie kühlend und erfrischend oder befeuchtend auf den Körper, was für den Menschen in der Region auch passend ist. Zu einer anderen Zeit können sie jedoch auch schaden: Ernähren Sie sich z. B. im Winter von diesen Nahrungsmitteln, kühlen sie Sie eventuell zu stark und führen zu Verkühlung, etwa in Form einer Erkältung. Daher sollten Sie darauf achten, dass Sie sich möglichst mit Nahrungsmitteln versorgen, die regional und saisonal zubereitet sind.

Das Yin und Yang der Speisen

Yin und Yang stehen im übertragenen Sinn für Winter und Sommer bzw. für nahrhaft und aromatisch. Wie viel Yin oder Yang ein Mensch braucht, hängt von seiner individuellen Konstitution und der Jahreszeit ab. So kann Rohkost für einen hitzigen Menschen (sowohl im körperlichen als auch im emotionalen Sinn) wohltuend und kühlend wirken. Ein Mensch, der leicht friert, sollte allerdings kühlende Nahrungsmittel wie zum Beispiel Salate, Milchprodukte oder Südfrüchte eher meiden und stattdessen lieber Hülsenfrüchte und gekochte Speisen mit wärmenden Gewürzen wie Kardamom, Zimt, Ingwer, Knoblauch und Pfeffer essen. Wenn jeder Mensch für sich passend isst, kann er seine konstitutionellen Schwächen ausgleichen und für ein harmonisches Gleichgewicht im Körper sorgen.

Mitunter fallen Nahrungsmittel in mehr als eine Untergruppe oder werden durch Verarbeitung verändert. Man kann selbst also Lieblingsnahrungsmittel für seinen eigenen

Wirkung der 5 Geschmäcker und Element, das sie jeweils beeinflussen

Geschmack	Wirkung	Elementebezug	Beispiel
Sauer	zieht zusammen	Holz	Zitrone, Rhabarber
Bitter	senkt ab	Feuer	Artischocke, Löwenzahn
Süß	harmonisiert	Erde	Möhre, Kartoffel
Scharf	bringt nach außen	Metall	Rettich, Ingwer
Salzig	leitet nach unten	Wasser	Linse, Erbse

Ernährung nach den 5 Elementen

> ### Einfluss der Zubereitung auf den Energiegehalt von Lebensmitteln
>
> Tomaten wirken in rohem Zustand kühlend, im gekochten Zustand wärmen sie. Gewürze unterstützen diese Wirkung. Auch das einmalige Kochen und die aufwendige Verarbeitung durch Kleinhacken bringen einen Energiezuwachs und leichtere Verdaulichkeit – man führt dem Nahrungsmittel Energie zu und schont gleichzeitig die Energien der eigenen Verdauung.

Typ bekömmlicher machen, indem man sie verarbeitet. Die Verarbeitung (z.B. Kochen) kann ein Nahrungsmittel in eine andere thermische Wirkstufe bringen.

Eine Mahlzeit der chinesischen Diätetik ist immer aus Nahrungsmitteln aller 5 Elemente zusammengesetzt, um harmonisch zu sein. Um ein bestimmtes Element zu stärken, kann man die Zutaten einer Mahlzeit entsprechend typgerecht wählen und ganz einfach mehr von einem dieses Element stärkenden Nahrungsmittel essen.

Das Frühstück in der TCM: Gemäß der chinesischen Ernährungslehre sollte jeder frühstücken, um die Verdauung in Gang zu bringen. Ganz besonders wichtig ist ein leicht verdauliches Frühstück für Menschen mit Verdauungsbeschwerden oder Erde-Typen (also Menschen, die im 5-Elemente-Test (Seite 25), bei dem Element Erde mehr als 8 Punkte erhalten haben). Das Frühstück muss nicht direkt nach dem Aufstehen eingenommen werden; aber sobald der Körper in der Lage ist, etwas aufzunehmen, sollte zumindest eine kleine Mahlzeit eingenommen werden.

Bei allen Nahrungsmitteln sollte eine gute Qualität, wie z.B. biologisch erzeugte Nahrungsmittel, bevorzugt werden.

Will man konkret die Fruchtbarkeit steigern ist es erforderlich herauszufinden, welches Element behandelt werden muss. Finden sich keine Ungleichgewichte, dann sollte man aus allen Bereichen essen, den Schwerpunkt aber auf die Elemente Holz und Wasser legen, da hier die Grundlagen für die Fruchtbarkeit unterstützt werden. Gegebenenfalls kann man dann mit Hilfe einer Ernährungsberatung durch einen TCM-Arzt oder -Therapeuten die Feinheiten dazu erlernen.

Beispiele für die Einteilung der Nahrungsmittel nach Element und Temperaturverhalten

Elementebezug	Temperaturverhalten				
	Heiß	Warm	Neutral	Erfrischend	Kalt
Holz		Grünkern, Huhn, Essig, Petersilie, Kirschsaft	Hühnermagen, Bocksdornfrüchte	Dinkel, Weizen, Hefe, Sauerteig, Sauerkraut, Ente, Sprossen, saure Sahne, Butter- und Dickmilch, Bier, Weißwein, Johannisbeere, Orange, Apfel	Tomate, Sauerampfer, Ananas, Kiwi, Rhabarber, Zitrone, Sprossen, Joghurt

Elementebezug	Temperaturverhalten				
	Heiß	Warm	Neutral	Erfrischend	Kalt
Feuer	Lamm, Ziege, alles gegrillte Fleisch, Bitterlikör	Hafer, Schafskäse, Ziegenkäse, echter Kakao, Oregano, Rosmarin, Thymian, Kaffee, Rotwein	Amaranth, Buchweizen, Roggen, Feldsalat, Rosenkohl, Rote Bete	Artischocke, Chicorée, Löwenzahn, Olive, Pastinake, Pampelmuse, Quitte, Holunderbeere, Altbier, Getreidekaffee	Frauenmanteltee, Grüner Tee, Löwenzahnwurzel, Schafgarbe, Schöllkraut
Erde	Zimt, Fenchel	Süßreis, Quinoa, Hokkaidokürbis, Zwiebel, Aprikose, Kirsche, Pfirsich, Sojaöl, Rapsöl, Walnuss, Weizenkeime, Vanille, Süßwein	Polenta, Karotte, Kürbis, Kartoffel, Kohlrabi, Weiß- und Rotkohl, Steckrübe, Wirsing, Honig, Leinsamen, Trauben, Butter, Eigelb, Käse (hoher Fettgehalt)	Gerste, Hirse, Aubergine, Blumenkohl, Chinakohl, Mangold, Sellerie, Spinat, Zucchini, Pilze, Estragon, Apfelsaft, Cashewkerne, Birne, Tofu, viele Öle	Salatgurke, Banane, Mango Wassermelone, Spargel
Metall	Hirsch, Cayennepfeffer, Chili, Piment, getrockneter Ingwer, Knoblauch, Pfeffer, Curry, Glühwein, Schnaps, Yogitee	Hafer, Basilikum, Frühlingszwiebel, Meerrettich, Lauch, Kardamom, Zwiebel, Rebhuhn, Kreuzkümmel, frischer Ingwer, Koriander, Kümmel, Lorbeer, Muskat, Senf	Reis, Kaninchen, Gans, Pute, weiße Rüben	Kresse, Radieschen, Rettich, Kohlrabi, Spargel, Pfefferminztee, Chrysanthemenblüten, trockener Weißwein	
Wasser		Gepökeltes, Geräuchertes, Aal, Shrimps, Lachs, Miesmuschel, Sardelle, Scholle, Thunfisch	Erbse, Linse, Kichererbse, schwarze Sojabohne, Barsch, Forelle, Hering, Haifisch, Karpfen, Schweinefleisch	Mungbohne, Nierenbohne, gelbe Sojabohne, Venusmuschel, Tintenfisch, Miso, Olive, Mu-Err-Pilz	Meeresalgen, Kaviar, Krebs, Austern, Miso, Salz, Sojasoße, Mineralwasser, Quellwasser

Christina, 35 Jahre
Allergien und Übergewicht sind weg, das Baby ist da

Ich hatte seit meiner Jugend viele Allergien. Am schlimmsten war das Asthma, weswegen ich auch zu Frau Dr. Petersen gekommen bin. Ich wollte mich nicht damit abfinden, dass ich mein Leben lang Medikamente einnehmen muss und mich nur mit Inhalationssprays über Wasser halte. Mein Lungenfacharzt war immer mit meinen Werten zufrieden und meinte, ich sei medikamentös gut eingestellt …, aber ich selbst spürte immer Druck auf der Brust und war nicht wirklich belastbar.

In der Anamnese fragte Dr. Petersen mich auch nach meinen Ernährungsgewohnheiten, dem Verdauungsrhythmus und ob ich gerade versuchen würde, schwanger zu werden. Wenn ja, könne sie dies einerseits unterstützen und würde andererseits bestimmte Akupunkturpunkte und Heilkräuter meiden.

Frau Dr. Petersen stellte die chinesische Diagnose, dass ich eine Schwäche in der Mitte (Element Erde) hätte, wodurch für meinen Körper die Störfaktoren Feuchtigkeit und Schleim entstünden. Diese Störfaktoren bekomme mein Körper aus eigener Kraft nicht mehr herausbefördert. Obwohl diese Störfaktoren aus der geschwächten Verdauung entstehen, legen Sie sich nicht nur im Darm oder im näheren Fettgewebe ab, sondern sie fließen herum und stören überall. Auch die Körperabwehr wird irritiert und es entstehen Unverträglichkeiten und Autoimmunerkrankungen wie Allergien. Häufig wandern diese Störfaktoren aufwärts zu den Atmungsorganen, z. B. Lunge oder Nasennebenhöhlen, und verdichten sie auf längere Sicht. Dadurch kam es zu meinem langwierigen Asthma, zu weiteren Allergien und zu Übergewicht.

Frau Dr. Petersen begann mit einer Ernährungsberatung nach den 5 Elementen. Die wichtigsten Grundprinzipien für ein geschwächtes Element Erde waren: viel Warmes essen und trinken, Kuhmilchprodukte und reinen Zucker meiden. Morgens oder als erste Mahlzeit eine warmes Getreidefrühstück mit Wasser, Saft oder Sojamilch. Es ging mir damit schnell besser. Vor allem meine Kraft nahm schnell zu und ich verlor wie von selbst Gewicht.

Parallel verschrieb mir Dr. Petersen eine individuelle Anmischung von Kräutern, die ich in Wasser auflösen sollte (Granulat). Nach 6 Wochen benötigte ich mein Asthmaspray zur Nacht gar nicht mehr und ich konnte meine Dauermedikation verringern. Nun konnte ich meinen Kinderwunsch in den Vordergrund rücken. Dazu erhielt ich zwei individuelle chinesische Teemischungen für die erste und für die zweite Zyklushälfte, die meine Fruchtbarkeit anregen sollten und gleichzeitig das Asthma behandelten.

Ich fühlte mich so gut wie nie und konnte sogar etwas Sport machen!

Wir begannen dann die Kräuter weiter zu verändern und 4 Monate nach Behandlungsstart war ich schwanger. Ich freue mich so, dass mir die TCM so gut geholfen hat und wie gut die Ernährungsumstellung mir auch heute noch tut. Jetzt kann ich selbst dafür sorgen, dass mein Asthma nicht zurückkommt, und ernähre mein Baby von Anfang an bewusster, sodass es hoffentlich nie Allergien bekommt.

Ernährungstipps für das Element Holz

Die im Folgenden genannten Ernährungstipps passen besonders gut, wenn Sie im 5-Elemente-Test bei Holz mehr als 8 Punkte hatten. Es kommt Ihrer Fruchtbarkeit entgegen, wenn Sie im Test in allen Bereichen unter 8 Punkten liegen. Tun sie das bereits, ist es dennoch empfehlenswert, vieles aus dem Bereich des Holz-Elementes zu nutzen, da dies die Fruchtbarkeit unterstützt.

Ernährungsmotto für das Element Holz

»Sauer macht lustig« – die befreiende Wirkung von saurem Geschmack ist seit Urzeiten bekannt. Das ist für den Kinderwunsch zuträglich, weil viele Menschen bei uns angespannt sind und dieser Energie-Stau gelockert werden sollte, damit die Fruchtbarkeit und die Einnistung nicht unnötig gestört werden.

Nahrungsmittel für das Holz

Einige Wildkräuter wie zum Beispiel Löwenzahn, Brennnessel oder Brunnenkresse werden in der Naturheilkunde im Frühjahr für Reinigungs- und Entgiftungskuren genutzt. Der bittere Geschmack und das kühlende Temperaturverhalten helfen der Leber, Gifte über die Gallenblase auszuscheiden.

Bei der Auswahl an Obst gehören säuerlich schmeckende Früchte, Tees und Säfte dazu. Durch die Zugabe von Saurem wie etwa Zitronensaft kann jede Speise in Richtung Holz-Element betont werden. Auch sauer oder milchsauer eingelegte Beilagen wie Saure Gurken oder Mixed Pickles ergänzen und gleichen die Holz-Energie aus.

Der saure Geschmack adstringiert, das heißt, er zieht die Säfte im Körper zusammen und bewahrt damit gleichzeitig Säfte. Dies betrifft den Bereich des Holzes, der Herrscher über unser Blut ist, und den Bereich der Nieren, in dem aus Sicht der TCM Lebenssäfte gespeichert sind.

> ### Eisen aus der Petersilie
>
> Petersilie ist bekannt dafür, dass sie die Eisenaufnahme fördert und die Libido stärkt. Dies gilt für beide Geschlechter. Ein gut gefüllter Eisenspeicher ist vorteilhaft für die Frau, die ja mit jeder Regelblutung Eisen mit dem Blut verliert. Eisen wird in die roten Blutkörperchen eingebaut und sorgt für den Sauerstofftransport in unserem Körper.

Kräuter für das Holz-Element

Kräuter zum Bewegen von Qi	Wirkung auf das Holz-Element
Basilikum	besänftigt blockierte Energie, beruhigt den Magen
Bärlauch	bewegt die Energie und entgiftet
Koriander	kühlt Hitze, löst Stauungen und bewegt die Energien
Kresse	belebt die Energien des Holzes
Kurkuma	bewegt die Holz-Energie, fördert die Fett-Verdauung
Liebstöckel	löst blockierte Holz-Energie, stärkt das Holz
Oregano	löst gestaute Holz-Energie, fördert Verdauung und Stoffwechsel
Petersilie	stärkt das Holz, löst gestaute Energie

Beide Säfte-Formen sind in Phasen des Kinderwunsches sehr wichtig, da das vorhandene Yin (Blut und andere wichtige Substanzen) und ein harmonischer Säftefluss die Qualität von Eizelle und Gebärmutterschleimhaut beeinflussen und für das befruchtete Ei und das weitere Wachstum in der Schwangerschaft wichtig sind.

Gekocht werden sollte zur Unterstützung des Holz-Elementes nur kurz, Dampfgaren ist vorzuziehen. Das Essen sollte seine Bissfestigkeit behalten. Das gilt auch für das Blanchieren zum Beispiel von Blattgemüse oder Salaten, die nur kurz in heißes Wasser getaucht werden sollten.

Sehr empfehlenswert ist ein grüner Smoothie, zum Beispiel aus Spinat, Mangold, Stangensellerie, Salatblättern, Petersilie und anderen Garten- und Wildkräutern. Nach Geschmack mit etwas süßem Obst verfeinert, hat er eine entgiftende Wirkung und unterstützt insbesondere die Leber und die damit verbundene Regulierung von Hormonen – was wiederum Ihrer Fruchtbarkeit zugutekommt.

Für den Holz-Typ sind bei der Zubereitung seiner Speisen energiebewegende Kräuter (siehe Tabelle) sehr vorteilhaft, da sie gestaute Energien in Fluss bringen.

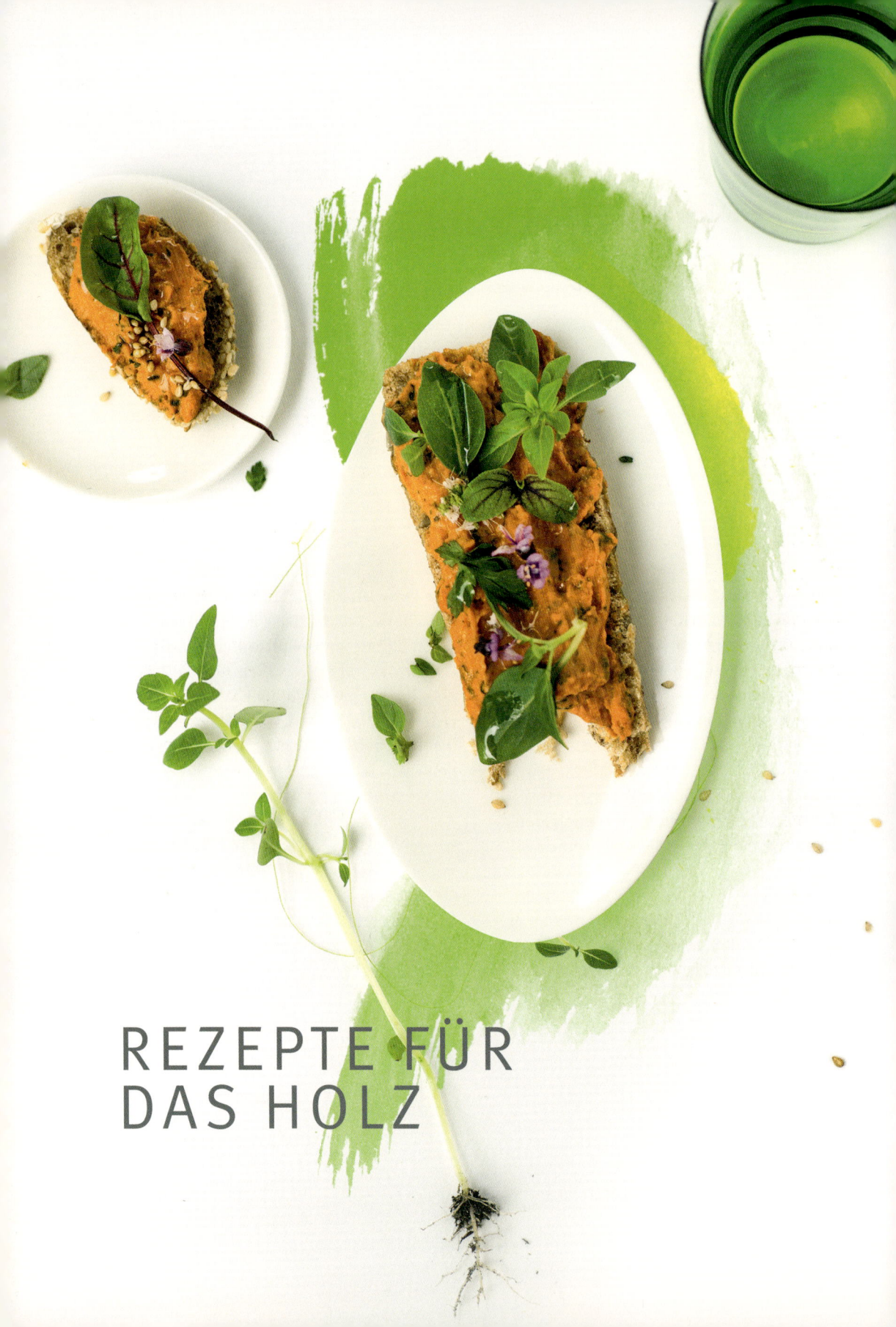

REZEPTE FÜR DAS HOLZ

Frühstücksbrei mit Gerste und Apfel

Für 1 Portion • gelingt leicht
ca. 10 Min.

4–5 EL Gerstenflocken • 3 Datteln • 300 ml Wasser • 1 Apfel • Ca. ½-1 cm Ingwerwurzel • Kräuter (z. B. Fenchel, Kardamom, Nelke) • Salz, Ahornsirup

• Am Vorabend die Gerstenflocken mit den kleingeschnittenen Datteln im Wasser einweichen.

• Morgens einen geriebenen Apfel und etwas (sehr klein geschnittene oder geriebene) frische Ingwerwurzel einrühren und den Brei aufkochen, eine Prise Salz, bewegende Gewürze und bei Bedarf etwas Ahornsirup hinzufügen.

Variante Hirsegrieß oder -flocken anstatt der Gerstenflocken verwenden.
Variante Etwas Zitronensaft hinzufügen.
Variante Andere Trockenfrüchte verwenden.
Variante Einen Teil des Wassers durch Traubensaft ersetzen.

Tipp Bei gestauter Energie z. B. im Element Holz kann leicht der Störfaktor Hitze entstehen. Daher sollte das Qi zwar bewegt werden, aber nicht zusätzlich erhitzt. Rösten Sie in diesem Fall die Flocken nicht extra und verwenden Sie keine aufheizenden Gewürze.

Pikante Morgenmahlzeit mit Hirse oder Polenta

Für 1 Portion • gelingt leicht
ca. 10 Min.

4 EL gemahlene Hirse oder Polenta (Maisgrieß) • Ca. 150 ml Gemüsebrühe (Brühwürfel) • Kräutermischung

• Hirse oder Polenta in ca. 150 ml Gemüsebrühe einrühren und kurz aufkochen (ca. 5 Minuten).

• Dann die Temperatur verringern und kurze Zeit köcheln lassen.

• Bewegende Kräuter hinzufügen wie z. B. Kräutermischungen aus der Provence, italienische Kräutermischungen, saisonal frische Gartenkräuter wie Basilikum, Kresse, Lorbeer, Oregano, Thymian oder Fenchel, Muskatnuss, Muskatblüte, Koriander, Bockshornklee, Kreuzkümmel, Kurkuma usw.

Tipp Kann auch als größere Menge zubereitet werden und als Tagesmahlzeit gegessen werden.

◄ Brotmahlzeit mit selbst zubereitetem Aufstrich (Seite 97).

Tomatensuppe

Für 1–2 Portionen • gelingt leicht
ca. 20 Min.

2–3 Zwiebeln • 1,5 kg Tomaten, ggf. gehäutet • 1 EL Öl (z. B. Sesam- oder Olivenöl) • Saure Sahne oder Crème fraîche • Gewürze wie Lorbeerblatt, ungespritzte Zitronenschale, Basilikum

- 2–3 fein gewürfelte Zwiebeln in Öl glasig dünsten.

- Tomaten hinzufügen und aufkochen.

- Salz und Pfeffer sowie ein Lorbeerblatt und Zitronenschale hinzufügen.

- Ca. 15 Min. köcheln lassen.

- 1–2 EL saure Sahne oder Crème fraîche und frisch gehacktes Basilikum nach Geschmack hinzufügen.

Tipp Saisonal können auch konservierte Tomaten aus der Dose verwendet werden.

Kartoffel-Fenchel-Gemüse

Für 1–2 Portionen • gelingt leicht
ca. 45 Min.

2 Handvoll Kartoffeln (ca. 4–5) • 1 Fenchelknolle (alternativ Brokkoli, Möhre, Rosenkohl) • 1 EL Öl (Olivenöl oder Sonnenblumenöl) • 200 ml Brühe oder Weißwein • 1 EL Saure Sahne oder Crème fraîche • Kräuter • Salz, Pfeffer, Honig

- Kartoffeln in mundgerechte Stücke würfeln. Eine Fenchelknolle waschen und in angenehme Größe kleinschneiden.

- Öl in einem Topf erhitzen, Kartoffeln und Fenchel hinzufügen und andünsten.

- Mit Weißwein oder Gemüsebrühe ablöschen und ca. 10 Min. köcheln lassen.

- Saure Sahne oder Crème fraîche hinzufügen.

- Nach Geschmack einige Oliven, ein Lorbeerblatt, etwas frisches Basilikum, Thymian, Oregano und zerstoßene Fenchelsamen zugeben und nochmals 5 Minuten einköcheln lassen.

- Nach Geschmack mit etwas Salz, Pfeffer und Honig abschmecken.

Tipp Saisonal und nach Geschmack den Fenchel durch Möhre, Brokkoli oder Rosenkohl ersetzen.

Brotmahlzeit mit selbst zubereitetem Aufstrich

Für 1–2 Portionen • gelingt leicht
ca. 10–30 Min.

Brot aus Dinkel, Gerste, Roggen • Frischkäse mit Apfel-Birnen-Kompott, oder: • Aufstrich aus roten Linsen mit getrockneten Tomaten • Ofengemüse auf getoastetem Brot

● Hierfür ca. 100 g rote Linsen ca. 15 Minuten in Gemüsebrühe mit einem Lorbeerblatt garen, anschließend ca. 5 getrocknete Tomaten zufügen.

● Nach Geschmack bewegende Kräuter wie Basilikum, Thymian, Oregano oder Rosmarin sowie Pfeffer und Salz hinzufügen.

● Alles zusammen pürieren.

● Nach Geschmack Sesamsaat auf das mit dem Aufstrich geschmierte Brot streuen.

● Ofengemüse, z. B. Möhren, Kartoffeln, Brokkoli, Rote Bete oder Süßkartoffel, evtl. auch etwas Paprika, kleingeschnitten auf einem Backblech verteilt und mit etwas Olivenöl sowie etwas Balsamico-Essig beträufelt, mit bewegenden Kräutern wie Basilikum, Oregano, Thymian oder Rosmarin sowie Salz und Pfeffer würzen.

Tipp Geeignet als leckere Resteverwertung vom Mittagessen.

Apfel- oder Birnenkompott

Für 1–2 Portionen • gelingt leicht
ca. 30 Min.

2 Äpfel oder Birnen • ½–1 cm Ingwerknolle • Saft ½ Zitrone oder Holunderbeerensaft • Ahornsirup oder Honig

● Obst in etwas Wasser mit etwas feingeriebenem frischem Ingwer und einem guten Schuss Zitronensaft oder Flieder-/Holunderbeerensaft würzen. Bei Bedarf mit etwas Honig oder Ahornsirup süßen.

Tipp Auch eine Mischung aus Apfel und Birne ist möglich.

Ernährungstipps für das Element Feuer

Die im Folgenden genannten Ernährungstipps passen besonders gut, wenn Sie im 5-Elemente-Test bei Feuer mehr als 8 Punkte hatten, denn denken Sie daran: Je ausgeglichener Ihre Elemente sind, desto besser ist das für Ihre Fruchtbarkeit.

Ernährungsmotto für das Element Feuer

»Leben, Lieben, Lachen« sind drei L, die das Feuer-Element charakterisieren. Manchmal lodert dieses innere Feuer aber zu hoch – oder zu niedrig. Als Erstes sollten für ein besseres Gleichgewicht in diesem Element »Süchte« wie zum Beispiel Kaffee, Zucker, Nikotin und Alkohol sowie Fernsehen und Internet vermindert werden, um ein nervöses Herz zu beruhigen. Kühlendes, absenkendes und Yin-nährendes Essen ist zu bevorzugen, denn ein ruhiges Herz kann die Verbindung zur Gebärmutter stabiler halten und eine mögliche Einnistung wird dadurch gefördert bzw. weniger gefährdet.

Nahrungsmittel für das Feuer

Die 5-Elemente-Küche für das Feuer-Element verwendet bittere Nahrungsmittel zur Absenkung überschüssiger Energien aus den oberen Teilen des Körpers in tiefere Bereiche. Gleichzeitig werden die Kräfte des Gegenpols von Feuer, dem Wasser-Element, gestärkt. Das Wasser-Element hilft, das lodernde Feuer-Element zu kühlen.

Im Sommer, wenn die Temperaturen draußen steigen, haben Feuer-Typen häufig verstärkte Symptome. Im Laufe der Jahreszeiten kommt aber jeder Mensch im Sommer in eine Feuer-Phase und kann mit Hilfe der 5-Elemente-Ernährung für einen Ausgleich und freien Energiefluss im Körper sorgen.

Die Vielfalt ist typisch für die Sommersaison: ein bunter Salat, essbare Blüten, rote Lebensmittel wie Erdbeeren, Johannisbeeren, Kirschen, aber auch Paprika, Tomaten und Rote Bete, die der Feuer-Typ auch im Winter gekocht gut essen kann.

Der bittere Geschmack findet sich beispielsweise in Löwenzahnwurzel-Tee, der neben chinesischem Rhabarber auch eine abführende und damit absenkende und Hitze ausleitende, entzündungshemmende Wirkung hat, wenn das Feuer-Element zu stark lodert

---

Schlummertrunk für den Feuer-Typ

Zur Beruhigung und zum Einschlafen können Tee und Getränke aus Melissenblättern, Johanniskraut, Passionsblume und Hopfen eingesetzt werden. Auch Lavendel hat eine beruhigende Wirkung.

Zur Verbesserung des Schlafes ist aus Sicht der chinesischen Ernährungslehre auch eine **selbst hergestellte Weizenmilch** zu empfehlen. Dazu lässt man 1 Tasse Weizen- oder Dinkelkörner mit 12 Tassen Wasser 6 Stunden lang köcheln. Anschließend seiht man die Flüssigkeit ab, zum Beispiel durch ein Küchenhandtuch. Am besten trinkt man die Weizenmilch anfänglich 3 Mal täglich und 30 Minuten vor dem Essen, solange der Magen noch leer ist. Später genügt eine Tasse am Abend.

> ### Stärkendes Congee, nicht nur bei Kinderwunsch!
>
> Ein Congee (Seite 117) ist eine Kraftsuppe oder ein Kraftbrei aus vorher geröstetem Getreide. Häufig wird Reis verwendet, jedoch sind auch andere Getreide (Seite 111) geeignet. Congees werden mit sehr viel Wasser gekocht, sind am Ende aber nicht unbedingt flüssig, sondern können auch als Beilage gereicht werden. Häufig werden Algen oder Hülsenfrüchte mit hohen Mineralstoffanteilen und Vitaminen hinzugegeben. Zubereitet wird ein Congee meist für mehrere Tage im Voraus. Am Ende der Kochzeit ist das Getreide oder der Reis zerfallen und ein fast geschmacksneutraler Brei ist entstanden. Diese Grundlage kann nach Belieben von Tag zu Tag verfeinert werden: Die Zugabe von Nüssen verstärkt die Wasser-Energie, da Samen und Kerne die Basis der Fruchtbarkeit aus Sicht der chinesischen Medizin stärken. Aber auch das Kochen des Wassers selbst stärkt das Wasserelement in jedem Menschen. Durch Zugabe ausgewählter Kräuter kann ein Congee zu jedem Element passen (siehe Seite 117).

und trocknet und dafür ein Ausgleich gebraucht wird.

Gern darf der Feuer-Typ vor dem Essen einen bitteren Aperitif einnehmen oder nach dem Essen einen Espresso trinken, beides senkt Energien und Säfte ab, was dem häufig unruhigen Feuer-Element gut tut. Bei ganz besonders fettigem Essen ist ein Kräuter-Bitter-Trunk gut geeignet, um die Fülle möglichst schnell abzusenken und die Verdauung anzuregen.

Kaffee selbst und auch echter Kakao regen das Herz an. In kleinen Mengen ist dies förderlich für die Verdauung und unterstützt den gewünschten Absenkungsvorgang im Körper. Größere Mengen passen jedoch nicht zum Feuer-Element, sie würden die Thematik eher verschlechtern.

Beim Kochen sollte in der Pfanne oder im Wok nur kurz und unter Wenden gebraten werden. Wird länger gebraten oder gegrillt, dann werden die Nahrungsmittel »yangisiert«, also mit zu viel Energie angereichert, die dem Feuer-Typ nicht gut bekommt.
Tipp: Ein Ablöschen mit Bier oder Sojasoße kühlt diesen Prozess wieder etwas ab.

Als Reissorte eignet sich der Jasmin-Reis besonders gut. Die Jasminblüte duftet wunderbar und bringt eine Leichtigkeit und Kühle mit sich, die für den Feuer-Typ angenehm ist.

Die Zubereitung ist einfach: 200 g (2 Tassen) Jasminreis (geschält) mit 400 ml Wasser und einer Prise Salz zum Kochen bringen. Bei geschlossenem Deckel 30 Min. köcheln lassen, bis das Wasser vollständig vom Reis aufgenommen wurde.

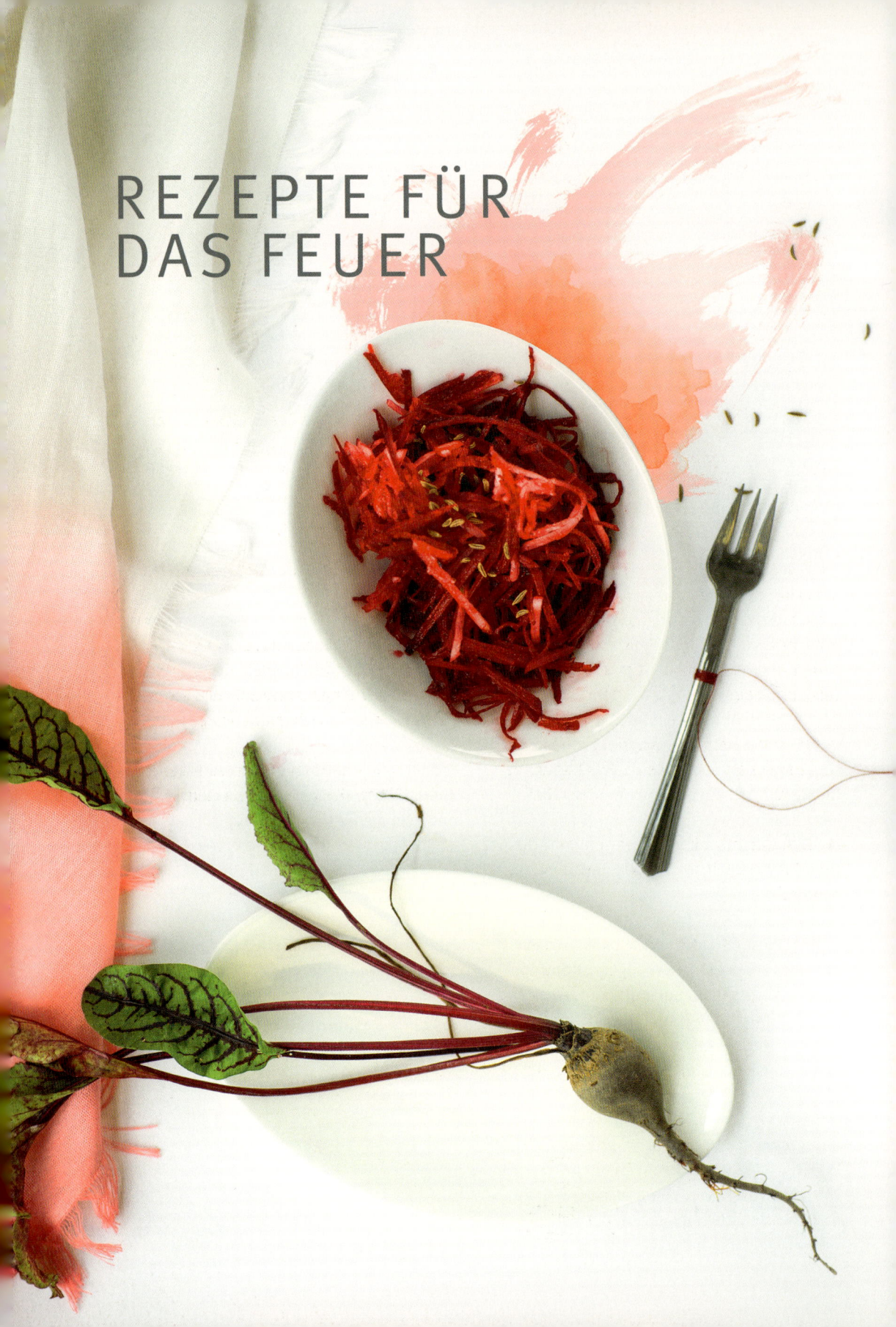

REZEPTE FÜR DAS FEUER

Weizenschrot mit Obst

Für 1 Portion • gelingt leicht
ca. 15 Min.

4–5 EL Weizenschrot • ca. 200 ml Apfel- oder Birnensaft • 1 Prise echter Kakao • Eine Handvoll Obst der Saison • Rosinen oder Datteln • Sesam- und Sonnenblumenkerne • Zitronenschale, Gewürze

• Weizenschrot in Apfel- oder Birnensaft und einer Prise echten Kakao über Nacht einweichen lassen.

• Morgens den eingeweichten Brei mit etwas kochendem Wasser ca. 12 Min. köcheln lassen. Dabei regelmäßig umrühren und eine Handvoll Obst der Saison z. B. Erdbeeren, Aprikosen, Weintrauben, Kirschen, Apfel oder Birne.

• Einige Rosinen oder Datteln und je 1 TL Sesamsamen und Sonnenblumenkerne hinzufügen.

• Nach Geschmack mit etwas Kardamom oder Zitronenschale und einer Prise Salz abschmecken.

Tipp Hirsegrieß oder -flocken statt Weizenschrot verwenden. Diese Flocken brauchen nicht über Nacht eingeweicht zu werden.

◂ Rote-Bete-Salat (Seite 103).

Frühstücksgetreidebrei mit Buchweizen

Für 1 Portion • gelingt leicht
ca. 20 Min.

4 EL Buchweizen • 100 g Holunderbeeren oder -saft • Apfelsaft • Trockenfrüchte • Kardamom, Ingwer, Zimt • Zitronensaft

• Den geschroteten Buchweizen kochen – oder bei Kältegefühlen in einem Topf auf höchster Stufe ohne Fett kurz anrösten. Dann mit Wasser ablöschen.

• Kurz aufkochen lassen und auf der abgeschalteten Herdplatte ca. 10 Min. quellen lassen.

• In der Zwischenzeit das Obst oder die Trockenfrüchte kleinschneiden und zusammen mit den Gewürzen sowie Salz und Zitronensaft nach Geschmack mit in den Brei geben.

• Am Ende mit Holunderbeeren- oder Apfelsaft übergießen und warm essen.

Das passt dazu Obstkompott, zum Beispiel aus Quitten, Holunder oder Apfel.

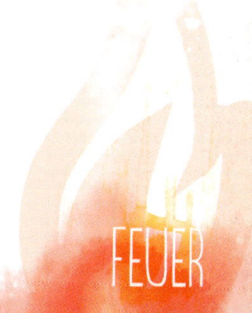

FEUER

Weizenschrotsuppe mit Frühlingszwiebeln

Für 1–2 Portionen • gelingt leicht
ca. 45 Min.

30 g Weizenschrot • Frühlingszwiebel • 2 EL Öl • Ingwerknolle • Sahne oder Crème fraîche • Gewürze (Liebstöckel, Petersilie, Muskatnuss) • ggf. Orangensaft, Datteln, Feige, Agavensirup oder Honig

● 2 EL Öl (Sesam-, Oliven- oder Sonnenblumenöl) erhitzen und feingeschnittene Frühlingszwiebel sowie feingehackte oder geriebene frische Ingwerwurzel zufügen, glasig dünsten.

● Ca. 30 g Weizenschrot hinzufügen und mit ca. 600 ml Gemüsebrühe aufgießen.

● Nach Geschmack etwas getrocknete feingeschnittene Datteln, Feige oder einen Klacks Agavensirup oder Honig hinzufügen.

● Ca. 20–30 Min. köcheln lassen.

● 1–2 EL saure Sahne oder Crème fraîche hinzufügen.

● Nach Geschmack etwas Orangensaft hinzugeben.

● Nach Geschmack mit etwas frischem, feingehacktem Liebstöckel, Petersilie oder geriebener Muskatnuss würzen.

Das passt dazu Frisches Baguette, etwas Feldsalat, Endivien- oder Radicchiosalat.

Gebratenes Lamm

Für 5–6 Portionen • braucht etwas mehr Zeit
ca. 45–60 Min.

800 g Lamm • Bratöl oder Butterschmalz • Zwiebeln • Frühlingszwiebeln • Gewürze (Rosmarin, Thymian, Senf) • Balsamicoessig

● Lammfleisch (z. B. aus der Lammkeule oder Rückensteaks) waschen, trocken tupfen und in mundgerechte Stücke schneiden.

● 1 EL Bratöl oder Butterschmalz erhitzen und eine kleingehackte Zwiebel und feingeschnittene Frühlingszwiebeln zufügen und glasig dünsten.

● Das Lammfleisch (je nach Größe) ca. 10–20 Minuten darin anbraten.

● Nach Geschmack frischen Rosmarin und Thymian sowie etwas Senf hinzufügen.

● Zum Abschluss nach Geschmack salzen und pfeffern und etwas Balsamicoessig hinzufügen.

Das passt dazu Couscous, Endiviensalat mit einer Vinaigrette aus Essig, Öl, Senf, Pfeffer, Salz und Aprikosenmarmelade.

Gemüse-Weizen-Pfanne

Für 4 Portionen • braucht etwas mehr Zeit
ca. 45–200 Min.

100 g Weizenkörner • Wacholderbeeren, Korianderkörner, Lorbeerblatt • 750 g Gemüse der Sommersaison (z. B. Zucchini, Frühlingszwiebel, Möhren, Chicorée) • Tomaten • Saure Sahne, Crème fraîche, Joghurt • Petersilie, Koriander

● Ca. 100 g Weizenkörner in kaltem Wasser (ca. 800 ml) über Nacht mit einigen Wacholderbeeren, Korianderkörnern und einem Lorbeerblatt einweichen.

● Weizenkörner im Einweichwasser ca. 30 Min. köcheln und bis zu 3 Stunden nachquellen lassen, dann erst salzen.

● 2–3 EL Öl z. B. Oliven-, Sonnenblumen- oder Sesamöl in einer heißen Pfanne erhitzen.

● Ca. 750 g Gemüse der Sommersaison, gewaschen und mundgerecht geschnitten, zufügen und andünsten.

● Nach Geschmack gewürfelte Tomaten, Pfeffer und Salz hinzufügen.

● Das Gemüse in ca. 10–15 Minuten gar dünsten. Dann den vorbereiteten, gekochten Weizen untermengen.

● Mit saurer Sahne, Crème fraîche oder Joghurt abschmecken. Frische Petersilie oder frischen Koriander darüberstreuen.

● Das passt dazu Endivien- oder Radicchiosalat.

Rote-Bete-Salat

Für 3–4 Portionen • gut vorzubereiten
ca. 45 Min.

3 Rote Bete • 1 Rettich • Essig, z. B. Reisessig • Öl • Agavensirup • Kümmel

● Die Rote Bete und den Rettich schälen und grob raspeln.

● Essig, Salz und etwas Öl hinzugeben. Alles gut verrühren.

● Ggf. mit Kreuzkümmel würzen. Einen TL Agavensirup hinzugeben.

● Im Kühlschrank mindestens 30 Min. ziehen lassen.

Variante Statt des Rettichs Äpfel nehmen.

Tipp Die Rote Bete vorher kochen und mit Kümmel würzen.

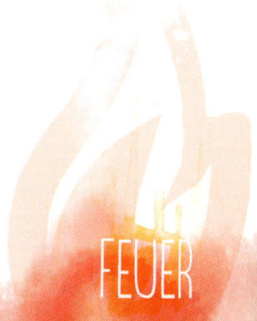

Vitamine und Nährstoffbedarf bei Kinderwunsch

Die Ernährung gehört zu den Dingen, für die man sich häufig wenig Zeit nimmt. Und das, obwohl sie großen Einfluss haben kann.

Mit der Ernährung können wir die Qualität unserer »Säfte« und Zellen beeinflussen und diese im Sinne des Kinderwunsches auch durch die passende Nahrung verbessern.

Gesund wird die Ernährung aber nicht einfach durch das gezielte Schlucken von Vitaminpräparaten. Nur eine natürliche Ernährung fördert die Aufnahme von Vitaminen und Spurenelementen aus der Nahrung und aus Nahrungsergänzungsmitteln. Entscheidend sind dabei die Begleitstoffe, z. B. die sogenannten sekundären Pflanzenstoffe, die dazu beitragen, dass die Bio-Verfügbarkeit der Vitamine und Spurenelemente steigt. Mögliche Nahrungsergänzungsmittel sollten immer nur wie eine Kur angewendet werden, damit der Körper selbst seine Aufnahmefunktion nicht verlernt.

Für die Hormonproduktion des Körpers werden B-Vitamine (B_6, B_{12}), insbesondere Folsäure (B_9), Pantothensäure und Pyridoxin (B_6) sowie Vitamin E benötigt. Darüber hinaus ist Zink sehr wichtig. Die Eizellreifung benötigt ebenfalls B-Vitamine, dazu Vitamin C und Vitamin E sowie Beta-Carotin (eine Vorstufe von Vitamin A). Zur Einnistung ist Vitamin E besonders wichtig. Eine gute Folsäureversorgung ist besonders in den ersten Schwangerschaftswochen sehr wichtig.

Merke: Vermindern sollte man für eine gesunde Ernährung den Konsum von Alkohol, Koffein, reinen Zucker und Weizenmehlprodukten.

Um Spermien und Eizellen vor (genetischen) Schäden zu schützen, kann man sogenannte Radikalfänger einsetzen. Radikale entstehen zum Beispiel durch Sonneneinstrahlung, Rauchen, Umweltgifte und durch ein Übermaß an Stress. Zellschützend und antioxidativ wirken Beta-Carotin (Vorstufe zu Vitamin A), Vitamin C und Vitamin E sowie Selen, Zink und Coenzym Q_{10}.

Bei Männern hat Vitamin C nachweislich einen positiven Einfluss auf die Spermienqualität (Einnahme z. B. 60 Tage lang 1000 mg Vitamin C). Zink ist ebenfalls sehr wichtig, denn im Ejakulat ist viel Zink enthalten, das die Spermien vor Radikalen und damit das Erbgut schützt. Meist nicht im Mangel, aber dennoch wichtig sind laut wissenschaftlichen Untersuchungen Kalzium und Vitamin D. Hier zeigen Studien, dass täglich 1000 mg Kalzium und 10 Mikrogramm Vitamin D die Spermienqualität und -quantität steigern. Die Hoden benötigen zur Spermienproduktion ausreichend Vitamin C und Vitamin E, Beta-Carotin, Folsäure, Vitamin B_{12} sowie das Spurenelement Selen. Bei Kinderwunsch gibt es gute Kombinationspräparate zur Unterstützung für beide Geschlechter zu kaufen.

Die folgenden Tabellen zeigen den grundsätzlichen Bedarf an Vitaminen und Mineralstoffen für Frauen, die schwanger werden möchten. Mit einer ausgewogenen Ernährung wird der Bedarf in der Regel gut gedeckt. Bei stärkerer geistiger oder körperlicher Belastung kann der Bedarf erhöht sein. In der Schwangerschaft steigt der Tagesbedarf teilweise deutlich an. Achten Sie bitte auf die verschiedenen Gramm/Milligramm/Mikrogramm-Angaben!

Wichtige Vitamine bei Kinderwunsch

Wichtige Vitamine bei Kinderwunsch	Empfohlener Tagesbedarf
Vitamin A (Retinol)	0,8 – 1,11 mg **Achtung:** Eine Überdosierung (über 3 mg/Tag) erhöht die Gefahr von Kindesmissbildungen
Vitamin B_1 (Thiamin)	1 mg
Vitamin B_5 (Pantothensäure)	6 mg
Vitamin B_6 (Pyridoxin)	1,2 mg
Vitamin B_9 (Folsäure)	400 µg
Vitamin B_{12} (Cobalamin)	3 µg
Vitamin C (Ascorbinsäure)	100 mg
Vitamin D (Cholecalciferol)	5 µg, im Winter 10–25 µg
Vitamin E (Tocopherol)	12 mg

Wichtige Mineralstoffe bei Kinderwunsch

Wichtige Mineralstoffe bei Kinderwunsch	Empfohlener Tagesbedarf
Eisen	10–15 mg, bei starker Regelblutung ggf. mehr
Kalzium	1000–1200 mg
Kupfer	1–2 mg
Magnesium	300–400 mg
Selen	30–70 µg
Zink	7–10 mg

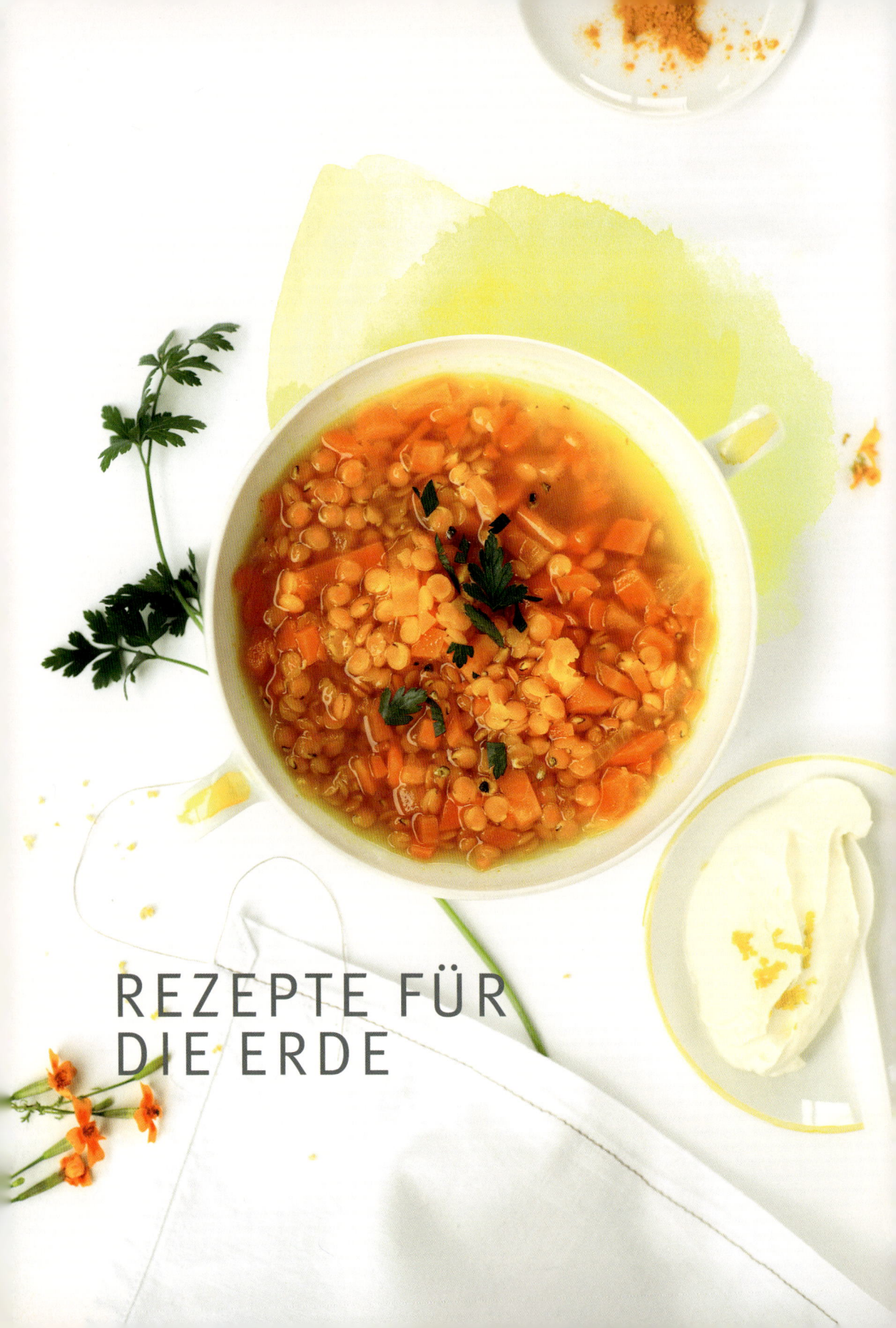

REZEPTE FÜR DIE ERDE

Ernährungstipps für das Element Erde

Die im Folgenden genannten Ernährungstipps passen besonders gut, wenn Sie im 5-Elemente-Test bei Erde mehr als 8 Punkte hatten. Denken Sie daran: Je ausgeglichener Ihre Elemente sind, desto besser ist das für Ihre Fruchtbarkeit.

Ernährungsmotto für das Element Erde

»Aus dem Bauch heraus lächeln oder handeln« oder »Man ist, wie man isst« passt am besten zur Beschreibung dieses Elementes.

Nahrungsmittel für die Erde

Das Element Erde wird in der Chinesischen Medizin auch »die Mitte« genannt. So zentral wie dieser Begriff ist, so zentral ist auch die Bedeutung dieses Elementes im gesamten Verdauungsprozess.

Eine gute Versorgung der Organe der Mitte, und damit zuerst der Verdauungsorgane selbst (Magen, Zwölffingerdarm, Bauchspeicheldrüse und in der chinesischen Medizin auch die Milz), ist die Basis für die Versorgung aller weiteren Organe und Energien der anderen 4 Elemente.

Daher sollte die Verdauung selbst möglichst unproblematisch sein. Treten Störungen wie etwa Völlegefühle, Übelkeit, Blähungen oder Durchfälle wiederkehrend auf, dann sollte an dieser Stelle begonnen werden, die Regulation zu verbessern. Parallel sollte man sich um weitere betroffene Elemente kümmern.

Wichtig ist hier nicht nur, **was** man isst, sondern insbesondere auch, **wie** man es isst. Darum gilt es, die guten Ernährungsgewohnheiten zu beachten und bestimmte Nahrungsmittel zu meiden (Seite 87).

◆ Möhrensuppe mit roten Linsen (Seite 109).

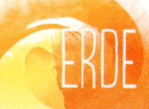

Frühstücksbrei mit Hafer und Apfel

Für 1 Portion • gelingt leicht
ca. 10–30 Min.

4 EL Haferflocken • Geriebene Zitronenschale • 1 Apfel

● Haferflocken in ca. 300 ml Wasser mit geriebener Zitronenschale, kleingeschnittenem Apfel und einer Prise Salz ca. 5 Min. köcheln lassen. Kurz nachquellen lassen.

Variante Orangenschale anstatt Zitronenschale
Variante Einen Teil Wasser durch Saft, z. B. Apfel- oder Traubensaft, ersetzen
Variante Apfel durch eine andere Frucht ersetzen, z. B. Aprikose, Pfirsich, Birne
Variante Haferflocken durch Hirseflocken ersetzen oder halbe-halbe
Variante Trockenfrüchte hinzufügen, z. B. Rosinen, Datteln, Feige, Aprikose, Pflaume
Variante Gewürze hinzufügen, z. B. Zimt, Kardamom, Muskatblüte, Kakao, Piment, Ingwer
Variante Einige Mandeln, Sesam, Sonnenblumenkerne, Kürbiskerne, Walnüsse hinzufügen
Variante Einen TL Crème fraîche oder Butter hinzufügen

Tipp Zur kalten Jahreszeit, oder bei Kältegefühl, die Flocken, Nüsse/Samen vorher anrösten.

Eine größere Menge zubereiten und als Zwischenmahlzeit für den Tag verwenden.

Frühstücksgetreidebrei mit Pflaumen

Für 1 Portion • gelingt leicht
ca. 15 Min.

4 EL Getreide (Gerste, Hirse) • Pflaumenkompott • Ingwerknolle • Kardamom, Koriander, Nelke • Zitronenschale • Kakao (echter Kakao) • Leinöl

● Das Getreide kochen.

● 6–7 EL Pflaumenkompott erhitzen und mit den Gewürzen abschmecken.

● Eine Prise Salz hinzugeben.

● Die abgeriebene Zitronenschale und den Kakao untermengen und leicht köcheln lassen.

● Alles zusammengeben und mit etwas Leinöl (Vorsicht: etwas bitter) vermischen und warm essen.

Tipp Statt des Pflaumenkompotts Trockenfrüchte nehmen. Hier eignen sich Äpfel, Birnen, Melone, Mango, Papaya gut.

Möhrensuppe mit roten Linsen

Für 2 Portionen • gelingt leicht
ca. 30 Min.

200 g Möhren oder Pastinaken • 200 g rote Linsen • Zwiebel • Öl • Gewürze • Brühe • Geriebene Zitronenschale • saure Sahne oder Crème fraîche • Kräuter

- 2 EL Öl (Oliven- oder Sonnenblumenöl) erhitzen und eine kleingehackte Zwiebel zufügen, glasig dünsten

- Leicht bewegende Gewürze nach Geschmack hinzufügen, z. B. Kreuzkümmel, Kurkuma und Koriander.

- Heiß-bewegende Kräuter nach Geschmack hinzufügen, z. B. Chili und Zimt.

- Mit ca. einem Liter Brühe aufgießen.

- Etwas geriebene Zitronenschale, ca. 200 g Möhren (gewürfelt) und 200 g rote Linsen hinzufügen.

- 10–15 Min. köcheln lassen.

- 1–2 EL saure Sahne oder Crème fraîche hinzufügen.

- Nach Geschmack etwas frischen, feingehackten Liebstöckel oder Petersilie untermengen und nach Geschmack etwas nachsalzen.

Tipp Saisonal und nach Geschmack Möhren durch Süßkartoffel oder Kürbis ersetzen.

Kürbisrisotto

Für 4 Portionen • gelingt leicht
ca. 60 Min.

Kürbis • Sellerieknolle • Lauchstange • Möhren • Frühlingszwiebeln • Zwiebel • Risottoreis • Zitronenschale, Rosmarin

- Kürbis und Gemüse waschen. Den Kürbis in Spalten und das andere Gemüse in Würfel schneiden. Alles in 1 l Wasser mit etwas Salz in einem großen Topf ca. 30 Min. kochen.

- Die Brühe durch ein Sieb geben und das Kürbisfleisch zur Seite stellen. Das restliche Gemüse wird nicht weiter verwendet.

- Für das Risotto die Zwiebel klein hacken und mit Rosmarin zusammen leicht andünsten. Den Risottoreis dazugeben und unter Rühren glasig dünsten. Nach Geschmack etwas Salz, Zitronenschale hinzufügen.

- Mit 200 ml der hergestellten Brühe angießen und gut mischen.

- Die restliche Brühe nach und nach dazugeben und unter stetigem Rühren einkochen lassen, bis der Reis eine cremige Konsistenz erhält.

- Am Ende das Kürbisfleisch untermengen und das Risotto mit Muskatnuss abschmecken.

Tipp Das Risotto kann auch gut kalt gegessen werden.

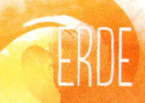

Ernährungstipps für das Element Metall

Die im Folgenden genannten Ernährungstipps passen besonders gut, wenn Sie im 5-Elemente-Test bei Metall mehr als 8 Punkte hatten, denn denken Sie daran: Je ausgeglichener Ihre Elemente sind, desto besser ist das für Ihre Fruchtbarkeit.

Ernährungsmotto für das Element Metall

»Den Braten schon von Weitem riechen« in all seinen Bedeutungen. Klarheit zu finden und sich auf das Wesentliche zu konzentrieren sind die zentralen Themen für Metall-Typen nach der 5-Elemente-Lehre.

Nahrungsmittel für das Metall

Das Element Metall und die zugeordneten Organbereiche stehen mit der Außenwelt in Verbindung. Hier drohen an den Oberflächen von Lunge und Haut (und im Dickdarm) Austrocknung und Kälte und damit ein Versiegen des Energie- und Säfteflusses. Dies führt beispielsweise zu Verstopfung, Erkältung, Husten oder Juckreiz.

Der scharfe Geschmack von Speisen zerstreut den Störfaktor Kälte bereits an den Körperoberflächen und treibt gegebenenfalls sogar Schweiß auf den Körper, bringt also Säfte wieder zum Fließen. So werden gegen Erkältungen zum Beispiel Ingwer, Meerrettich, Lauch und Zwiebeln in verschiedenen Formen als Tee, oder gebraten als Auflage, eingesetzt. Chili und Pfeffer werden der Nahrung zugemischt, um Bakterien darin abzutöten. Der durch diese Gewürze verstärkte Säftefluss in der Verdauung hilft dabei, körpereigene Abwehrstoffe an die Oberflächen zu treiben, und verbessert damit die Abwehr gegen Infektionen.

Vorbeugend werden zum Ausgleich des Metall-Elementes (zum Beispiel gegen Erkältungen oder zur Förderung der Verdauung) daher auch reiner Ingwertee (Seite 85) oder Yogitee, in Verbindung mit den scharfen Gewürzen Zimt, Nelken, Kardamom und Pfeffer, empfohlen.

Nicht günstig sind diese scharf-heißen Gewürze, wenn eine Hitze zum Beispiel in Form einer Magenschleimhautentzündung besteht oder wenn die Energien eines Menschen sehr nach oben schlagen, wie beispielsweise bei Bluthochdruck, Migräne oder Nervosität.

Dem Metall-Element sind häufig getrocknete Nahrungsmittel zugeordnet (getrocknete Kräuter, Trockenfrüchte, getrocknete Pilze, Nüsse, Kerne und Samen). Die getrockneten Bestandteile sind in ihrer Bedeutung bereits eine Ebene weiter auf dem Weg zu ihrer eigentlichen, reinen Form. Auch die nach unten zeigenden Wurzeln, wie beim Meerrettich oder Schwarzwurzeln, gehören aufgrund der klaren Richtung zum Metall-Element. Die weiße Farbe eines Gemüses ist ein weiterer Hinweis auf die Zugehörigkeit zu diesem Element.

Der Herbst ist die Jahreszeit dieses Elementes. Die Natur trocknet, Blätter fallen und die Säfte und Energien ziehen sich langsam in die Wurzeln zurück. Dann wird auch der Mensch durch den Säftemangel (auch durch Heizungsluft verstärkt) an seiner Oberfläche trockener und anfällig für Krankheitskeime, und die Erkältungssaison beginnt.

Ein wichtiger Schutz in dieser Phase kann eine Herbstkur vor der kalten Jahreszeit sein, die von den Schlacken der Überflussernährung des Sommers befreit und die Körpersäfte reinigt und anregt. Optimal ist aus Sicht der 5-Elemente-Lehre jetzt eine Getreidekur über 7 bis 10 Tage. Eine geeignete Getreidesorte für den Herbst ist Hirse.

Tipp: Eine Kur im Frühjahr wäre eine sehr gute Ergänzung, dann allerdings passt Reis besser. Am besten verzehrt man alles ohne Salz.

Stärken Sie Ihre Mitte mit einer Getreidekur

Im Frühjahr und Herbst empfiehlt sich eine Getreidekur. Sie entschlackt den Körper und hilft, die Elemente ins Gleichgewicht zu bringen. Zudem stärkt sie das Element Erde. Durch die Reinigung von Körper und Geist entstehen klare Säfte und freier Energiefluss, was bei Kinderwunsch sinnvoll ist.

Besonders geeignete Getreide für eine Getreidekur sind:
- Amaranth (trocknet überschüssige Feuchtigkeit z. B. nach Erkältungen)
- Hirse (besonders gut auch bei Pilzerkrankungen)
- Buchweizen (gut bei gleichzeitiger Unruhe, Nervosität)
- Hafer (kräftigt die Nerven und Sexualorgane)
- Quinoa (stärkt auch die Energien im Wasser-Element)
- Reis (hemmt etwas den Appetit, unterstützt die Entgiftung, gut bei Hauterkrankungen)
- Roggen (reinigt die Gefäße und baut Muskelmasse mit auf)
- Weizen (beruhigt den Geist, baut Säfte auf, auch im Bereich des Wasser-Elementes)

Man sollte versuchen, die Kur 10 Tage durchzuhalten. Die Getreiderezepte lassen sich gut vorbereiten und auf einige Tage verteilt verzehren. Zum Getreide dürfen Obstkompott oder gedünstetes Gemüse verzehrt werden. Alle Gerichte sollten möglichst warm gegessen werden. Bitte die Getreidesorte während der Kur nicht ändern! Am besten probieren Sie schon im Vorfeld aus, welches Getreide Sie gut durchhalten können.

So geht's: Max. 150 g Getreide auf 5–6 Tassen Wasser, mindestens 4 Stunden köcheln lassen. 3 Mal täglich essen.

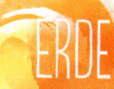

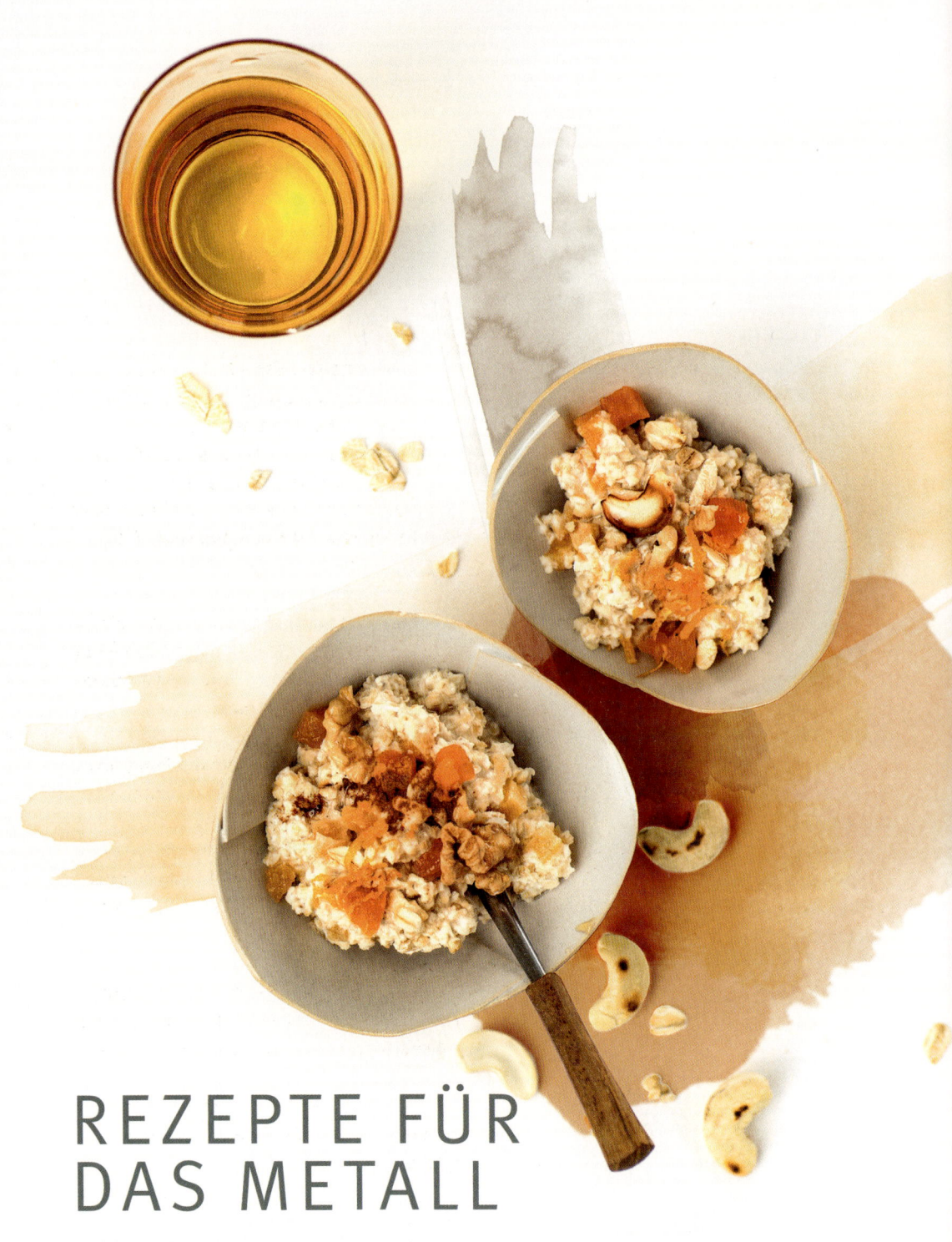

REZEPTE FÜR DAS METALL

Reis mit Zwiebeln und Chili

Für 2 Portionen • gelingt leicht
ca. 45 Min.

200 g Vollkornreis • 500 ml Wasser • 2–3 Zwiebeln • Salz, Chilipulver

- Reis zusammen mit dem Wasser aufkochen.

- Bei geschlossenem Deckel ca. 45 Min. köcheln lassen, bis alles Wasser aufgenommen wurde.

- Die Zwiebeln in kleine Stücke hacken und glasig dünsten.

- Mit Salz und Chilipulver nach Geschmack würzen.

Variante Der Reis kann auch als süßer Reis mit Trockenfrüchten und Agavensirup gegessen werden.
Variante Der Reis kann auch kalt gegessen werden.

Wärmender Haferbrei

Für 1 Portion • gelingt leicht
ca. 10–20 Min.

3–4 getrocknete Aprikosen oder Mangostücke • 100–150 ml Apfel- oder Birnensaft • 2–3 Walnüsse • 3–4 EL Haferflocken • 100–150 ml Wasser oder Wasser-Saft-Gemisch (mit Trauben-/Kirsch- oder Aprikosensaft) • Ca. ½ cm Ingwer • Zimt, Kakao, Salz, Orangen- oder Zitronenschale • ½ TL Kuzu (oder Speisestärke) • Geröstete Sonnenblumen- oder Cashewkerne, oder Sesam

- Am Vorabend getrocknete Aprikosen oder Mangostücke in etwas Birnen- oder Apfelsaft einweichen.

- Walnüsse ohne Fettzugabe in einer Pfanne anrösten, bis es fein duftet. Haferflocken und die eingeweichten Früchte mit den gerösteten Walnüssen vermischen.

- Wasser oder Wasser-Saft-Mischung sowie Zimt und feingeschnittene frische Ingwerwurzel nach Geschmack hinzufügen.

- Eine Prise Salz, geriebene Orangen- oder Zitronenschale nach Geschmack und eine Prise Kakao hinzufügen.

- In etwas kaltem Wasser oder Saft angerührte Kuzu (oder Speisestärke) hinzufügen und alles gemeinsam kurz köcheln lassen.

- Nach Geschmack mit geröstetem Sesam, Sonnenblumen- oder Cashewkernen bestreuen.

Variante Statt der Haferflocken einfach Hirseflocken nehmen.

◄ Wärmender Haferbrei

METALL

Reiscurry mit Walnüssen

Für 1 Portion • gelingt leicht
ca. 40–60 Min. Zubereitungszeit

2–3 EL Öl • 3 Zwiebeln • Currymischung • Ca. 150 g Reis • Salz, Zitronensaft, Kräuter • 1 Handvoll gehackte Walnüsse • 1–2 Äpfel • Wasser

- Öl in einem großen Topf erhitzen. Darin die feingehackten Zwiebeln andünsten und eine Currymischung (gern etwas schärfer) hinzufügen.

- Rohen Reis hinzufügen und leicht anbraten.

- Salz und Zitronensaft nach Geschmack hinzufügen.

- Kräuter (z. B. Rosmarin oder Thymian) und auf Wunsch auch Sultaninen und Rosinen hinzugeben.

- Walnüsse und kleingewürfelte Äpfel miteinander vermengen und beigeben.

- Mit kochendem Wasser oder Brühe alles gut bedeckt aufgießen.

- Je nach Reissorte 15–40 Minuten leicht köcheln lassen.

Das passt dazu Gemüse der Saison oder geschnetzeltes Fleisch.

Geschnetzeltes vom Huhn

Für 2–3 Portionen • gelingt leicht
ca. 45–60 Min.

Butterschmalz • 2 Hühnerbrüste oder mehrere Hühnerflügel • Ingwerknolle • Salz, Pfeffer, Paprika, Honig, Currymischung • Gemüse der Saison (z. B. Süßkartoffel, Pastinake, Kürbis, Fenchel, Lauch oder Maiskörner)

- Einen guten Klacks Butterschmalz in einer Pfanne erhitzen. Eine Handvoll frischer Ingwerknolle (geschält und feingehackt) andünsten. Salz nach Geschmack hinzufügen.

- Hühnerbrüste oder Hühnerflügel (gewaschen, trocken getupft, kleingeschnitten) unter Wenden anbraten.

- Paprika, 1 EL Honig, Currymischung nach Geschmack hinzufügen, vermengen und braten.

- Feingeschnittenes Gemüse der Saison hinzufügen und alles gemeinsam garen.

- Mit Pfeffer und Salz nach Geschmack abschmecken.

Das passt dazu Eine Getreidebeilage, z. B. Reis, Hirse, Buchweizen oder Polenta, Baguette und Salat der Saison.

Ernährungstipps für das Element Wasser

Die im Folgenden genannten Ernährungstipps passen besonders gut, wenn Sie im 5-Elemente-Test bei Wasser mehr als 8 Punkte hatten, denn denken Sie daran: Je ausgeglichener Ihre Elemente sind, desto besser ist das für Ihre Fruchtbarkeit.

Ernährungsmotto für das Element Wasser

»Das Salz des Lebens« oder »zur Salzsäule erstarren« sind Sprichwörter, die mit dem Wasser-Element verbunden sind. Ebenso »steter Tropfen höhlt den Stein« und »Das Leben stammt aus dem Wasser«.

Nahrungsmittel für das Wasser

Eine Fähigkeit des Salzes ist es, Dinge aufzuweichen, indem es Wasser anzieht. Es erschwert die Säfte im Körper und leitet diese nach unten, wirkt damit absenkend. Die Niere filtert diese Körpersäfte und entzieht dem Urin die Salze, die der Körper noch benötigt. Der Körper leitet den Rest über die Blase nach unten aus. Dies ist die oberflächliche Betrachtung des Wasser-Elementes. Seine tiefere Bedeutung und Aufgabe ist es jedoch, die Grundlage des Lebens im Menschen zu erhalten – und weiterzugeben. Es ist u. a. zuständig für Fruchtbarkeit, Knochen, Zähne und das Nervensystem.

Die Fruchtbarkeit ist eng mit dem Wasser-Element verbunden, denn die Eizelle und das Spermium gehören zum Wasser-Element. Hier werden das sogenannte Lebenswasser und das Lebensfeuer zusammengefügt (Eizelle und Spermium), und das neue Leben entsteht. Man benötigt jedoch ausreichend Energie, um diesen Prozess in Gang zu setzen.

Probleme mit der Blase wie Harninkontinenz oder wiederkehrende Blasenentzündungen, oder beim Mann Schwierigkeiten mit der Prostata, können Hinweise auf eine geschwächte Wasser-Energie sein.

Auch ständiges Frieren (nicht nur im Winter) deutet auf ein geschwächtes »inneres« Lebensfeuer hin. Viel Denkarbeit und Arbeit am PC sowie sehr lange Arbeitszeiten kosten Wasser-Energie. Ein Schock oder Unfall gehen uns sprichwörtlich »an die Nieren« oder sind uns »durch Mark und Bein« gefahren und bringen Wasser-Energie in kurzer Zeit zum Stillstand oder schwächen ihren Fluss.

Die Energien und Säfte im Bereich des Elements Wasser auszugleichen und zu stärken ist daher bei beiden Geschlechtern immer eine zentrale und wichtige Aufgabe im Rahmen einer Kinderwunschbehandlung mit TCM.

Für die Stärkung der Wasser-Energie durch die Ernährung (oder auch bei chinesischer Arzneitherapie) kocht man lange und mit viel Wasser. Gelöste Bestandteile in Brühen oder Suppen wärmen und bringen die Baustoffe des Lebens in vereinfachter Weise in unseren Körper. Sehr gerne werden Kraftsuppen aus mitgekochten Knochen zur Stärkung des Elementes eingesetzt. Auch Reis bindet viel Wasser und wirkt hier unterstützend.

Der salzige Geschmack findet sich in vielen Nahrungsmitteln aus dem Meer wie Fisch oder Algen und Muscheln wieder. Jedoch sind auch Hülsenfrüchte wie Linsen, Bohnen, Kichererbsen, Erbsen sehr gut geeignet.

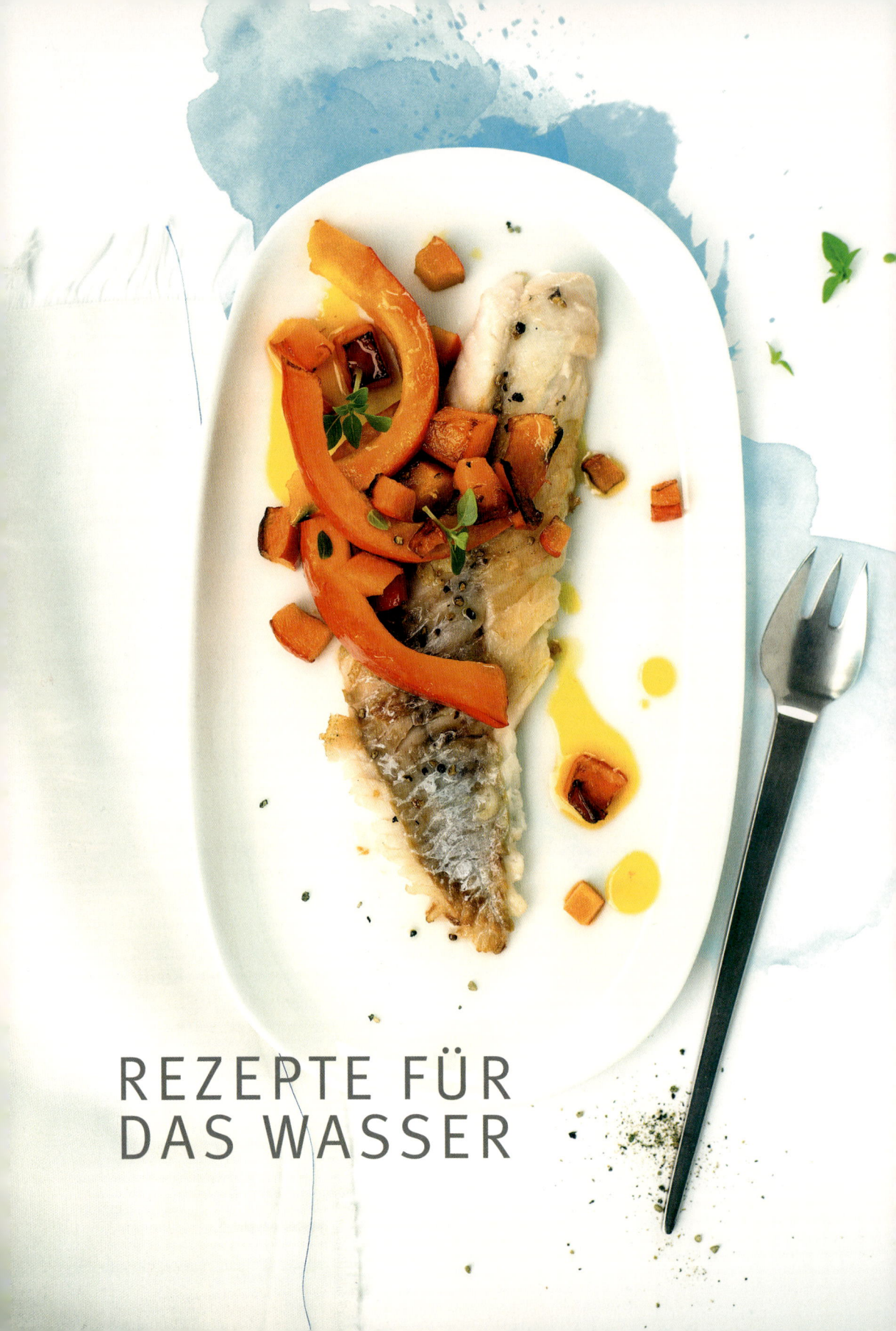

REZEPTE FÜR DAS WASSER

Kraftsuppe mit Reis

Für 2 Portionen • gut vorzubereiten
⊘ ca. 45 Min.

2 Möhren • 100 g Erbsen • ¼ Sellerieknolle • 1 Porree-Stange • ½-1 cm Ingwer • 1 l Wasser mit Salz • 50–100 g Reis nach Belieben

● Möhren, Porree, Sellerie klein schneiden und zusammen mit der feingehackten Ingwerwurzel in gesalzenem Wasser aufkochen.

● 20 Min. kochen lassen.

● Die Suppe anschließend durch ein Sieb gießen und etwa die Hälfte als Brühe in den Kühlschrank stellen für späteren Verzehr als stärkendes Getränk.

● Parallel dazu den Reis in einem anderen Topf kochen.

Variante Man kann in die Suppe gern geräucherten Fisch oder Algen geben.

Tipp Eine Kraftsuppe kann auch zum Frühstück oder zum Abendbrot wie ein Getränk genommen werden, dann auch ohne Reiseinlage.

◂ Gebratener Fisch (Seite 118)

Congee aus Reis, Gerste oder Weizen

Für 2–3 Portionen • gelingt leicht
⊘ ca. 4 Std.

100 g Reis, Gerste oder Weizen • 1 l Wasser • Salz

● Ca. 100 g einer der Getreidearten in 1 l Wasser etwa 4 Stunden köcheln. Es darf leicht gesalzen werden.

Variante Auch möglich ist eine süße Zubereitung mit Zimt, braunem Zucker und Erdnüssen.
Variante Dem Congee am Ende der Kochzeit bzw. zum Aufwärmen am Folgetag Walnüsse oder Mandeln hinzufügen und nach Geschmack würzen, z. B. mit Ingwer oder Kardamom, Zimt, Anis und Nelke.
Variante Obst der Saison hinzufügen und leicht mitgaren, z. B. Apfel, Birne, Beeren.
Variante Nach dem Kochen feines Öl z. B. Weizenkeim-, Haselnuss-, Walnuss- oder Leinöl hinzufügen.
Variante Das Congee mit Lauch oder Bambussprossen, mit Fisch, geräuchertem Tofu oder Sojasoße anrichten.
Variante Gemüse, z. B. Möhren, Fenchel, Lauchzwiebel und frische Kräuter, hinzufügen.
Variante Hülsenfrüchte, z. B. Linsen oder Bohnen, einige Stunden vor Zubereitung des Congees einweichen (oder über Nacht) und von Anfang an (!) mitkochen.

Tipp Einen möglichst großen Topf verwenden!
Ein Congee kann gut für 3 Tage vorgekocht werden. Das Congee im Kühlschrank aufbewahren und am nächsten Morgen nur mit weiteren Zutaten erwärmen.

WASSER

Fenchelgemüse mit Walnüssen

Für 1 Portion • gelingt leicht
ca. 20–30 Min.

2 Fenchelknollen • 2 EL Öl • Gemüsebrühe • ½-1 cm Ingwerknolle • Muskatnuss, Zitronensaft, Paprikapulver • Walnüsse

- Fenchelknollen waschen, halbieren und in feine Streifen schneiden (auch das Fenchelgrün mit verwenden).

- In etwas Öl leicht andünsten.

- Ein wenig Gemüsebrühe hinzufügen und etwas sehr feingeschnittene Ingwerknolle, geriebene Muskatnuss und Salz hinzufügen.

- Etwas Zitronensaft und eine Prise Paprika nach Geschmack beigeben und alles ca. 15 Min. dünsten.

- Zum Anschluss geröstete Walnüsse (in einer Pfanne ohne Fett, bis es aromatisch duftet) nach Geschmack darüberstreuen.

Das passt dazu Eine Getreidebeilage wie Reis, Quinoa, Hirse, Gerste oder Weizen und eine Beilage aus Hülsenfrüchten wie Bohnen oder Linsen.

Gebratener Fisch

Für 1 Portion • gelingt leicht
ca. 20–30 Min.

1 Fischfilets • 1–2 EL Butterschmalz • Salz, Pfeffer • Weißwein, Zitronensaft • Kräuter, Currypulver, Senf • 2 EL Crème fraîche

- Das Fischfilet waschen und trockentupfen.

- In einer Pfanne ausreichend Butterschmalz erhitzen.

- Das Fischfilet nach Geschmack leicht salzen und pfeffern.

- Das Fischfilet anbraten. Ist an einer Seite noch Haut vorhanden, diese Seite zuerst anbraten.

- Wer mag, bereitet sich aus dem Bratenansatz eine Sauce: Dazu den Bratenansatz mit etwas Weißwein und Zitronensaft ablöschen, einige frische, gewaschene und kleingehackte Gartenkräuter (z. B. Basilikum oder Thymian, Rosmarin, Petersilie) hinzufügen, eine Prise Paprikapulver dazugeben und 2 EL Crème fraîche unterrühren. Nach Geschmack mit etwas Currypulver und/oder Senf abschmecken und salzen.

Das passt dazu Gegartes Gemüse der Saison und Ofengemüse.

Kichererbsen-Sesam-Mus (Hummus)

Für 3–4 Portionen • gelingt leicht
ca. 20–30 Min.

250 g Kirchererbsen • Zitronensaft, Zitronenschale, Paprikapulver • 4–5 EL Öl, z. B. Olivenöl oder Rapsöl • 1–2 Knoblauchzehen • Salz, Pfeffer • 150 g Sesamsamen • ¼ l Gemüsebrühe • Glatte Petersilie

● Kichererbsen in reichlich Wasser über Nacht einweichen.

● Den Saft einer halben Zitrone, etwas geriebene Zitronenschale und etwas Paprikapulver hinzufügen und eine gute Stunde köcheln.

● Öl mit Pfeffer und Knoblauchzehen nach Geschmack zusammen mit den vorbereiteten Kichererbsen, Sesamsamen und Gemüsebrühe und Salz in einen Mixer geben und kräftig zu einem Mus pürieren.

● Nach Geschmack glatte Petersilie hinzufügen.

Das passt dazu Fein gegartes Gemüse aus der Saison, gebratenes Fischfilet und frisches Baguette.

Mus aus geräuchertem Fisch

Für 5–6 Portionen • gelingt leicht
ca. 20–30 Min. + 2 Std. Kühlung

600 g geräucherter Fisch, z. B. Makrele, Lachs, Forelle oder Barsch • Zitronensaft • Kräuter (Basilikum, Rosmarin, Thymian, Estragon) • 100 g Butter • 6 hartgekochte Eier • Senf, Salz, Pfeffer • 2 EL Crème fraîche oder saure Sahne

● Ca. 600 g geräucherten Fisch von Gräten befreien.

● Zitronensaft nach Geschmack zusammen mit kleingehackten Kräutern der Saison, z. B. Basilikum oder Zitronenthymian, Estragon oder Rosmarin, und mit der weichen Butter vermengen.

● Dazu hartgekochte Eier von der Schale befreien, feinhacken und untermengen.

● Nach Geschmack Senf, Pfeffer und Salz sowie 2 EL saure Sahne oder Crème fraîche hinzufügen.

● Alles zu einem Mus verrühren und für ca. 2 Stunden in den Kühlschrank stellen.

Das passt dazu Baguette, Salat der Saison, gegartes Gemüse der Saison mit Reis oder Polenta.

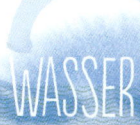

Der Einfluss des Gewichts auf die Fruchtbarkeit

Bei vielen Frauen, aber auch Männern besteht ein Zusammenhang zwischen dem Körpergewicht und ihrer Fruchtbarkeit.

Wie werden Übergewicht und Untergewicht definiert?

Das Gewicht wird heute im Verhältnis zur Körpergröße bewertet und in verschiedene Kategorien eingeteilt. Der sogenannte BMI (Body-Mass-Index) wird mit folgender Formel berechnet:
Körpergewicht (kg) / Körpergröße (m)² = BMI-Wert

Zum Beispiel hat ein 70 kg schwerer Mensch, der 1,70 Meter groß ist, einen BMI von 24,22.

Alter und Geschlecht spielen bei der Interpretation des BMI eine wichtige Rolle. Mit dem Alter darf der BMI leicht steigen. Männer haben durch einen meist höheren Anteil von Muskelmasse an der Gesamtkörpermasse andere Referenzwerte als Frauen. So liegt der BMI bei Männern laut der Deutschen Gesellschaft für Ernährung (DGE) zwischen 20 und 25, während es sich bei Frauen zwischen 19 und 24 befindet.

Seit einigen Jahren wird der BMI durch eine geeignetere Bewertung abgelöst, den WHR (waist to hip ratio). Diese Formel setzt das ungesundeste Körperfett am Bauch ins Verhältnis zum Hüftumfang. Gemessen wird der WHR morgens nüchtern im Stehen:
Taillenumfang in cm / Hüftumfang in cm = WHR.

Im Internet gibt es BMI- und WHR-Rechner, mit denen Sie Ihre Werte bestimmen können. Für den Kinderwunsch sollte der BMI bei Frauen optimal im Bereich zwischen 19 und 24 liegen, der WHR unter 0,7. Jede Veränderung in die Richtung dieser Werte verbessert bereits die Fruchtbarkeit.

Der Einfluss des Gewichts auf die Fruchtbarkeit

Bei Frauen ist ein Zusammenhang zwischen Übergewicht und Fruchtbarkeit inzwischen wissenschaftlich bestätigt worden. Auch die Abortrate steigt bei sehr viel Übergewicht an.

Eine Vielzahl an Studien belegt, dass Übergewicht auch bei Männern mit Unfruchtbarkeit in Verbindung steht. So konnte eine amerikanische Studie zeigen, dass eine Gewichts-

Einteilung der Gewichtskategorien je nach BMI

Kategorie	BMI (kg/m²)	Körpergewicht
Starkes Untergewicht	‹ 16,00	Untergewicht
Mäßiges Untergewicht	16,0– ‹ 17	
Leichtes Untergewicht	17,0– ‹ 18,5	
Normalgewicht	18,5– ‹ 25	Normalgewicht
Prä-Adipositas	25,0– ‹ 30	Übergewicht
Adipositas Grad I	30,0– ‹ 35	Fettleibigkeit (Adipositas)
Adipositas Grad II	35,0– ‹ 40	
Adipositas Grad III	≥ 40,0	

Daten aus einer Studie bei Eizellspende (nach Bellver et al. 2003)

BMI	‹ 20	20–24,9	25–29,9	›30
Anzahl Frauen	92	398	172	50
Alter (Jahre)	38,0 +/– 4,7	38,0 +/– 5,3	39,2 +/– 5,5	38,8 +/–5,4
Implantationsrate [%]	26,2	27	25,6	18,8
Schwangerschaftsrate [%]	47,8	53	48,8	42
Abortrate [%]	18,2	13,3	15,5	38,1

zunahme von 10 kg eine Verringerung der Fruchtbarkeit bei Männern von ca. 10 % bedeutet. Die Wahrscheinlichkeit einer Schwangerschaft bei Paaren, bei denen einer oder beide Partner einen hohen BMI haben, ist daher deutlich vermindert.

Untersuchungen haben jedoch ebenfalls gezeigt, dass auch Untergewicht einen erheblichen Einfluss auf die Fruchtbarkeit sowohl der Frau als auch des Mannes haben kann.

Das PCO-Syndrom und Übergewicht

Neben dem »angefutterten« Übergewicht liegt in 5–7 % der Fälle mit Übergewicht eine Störung der Eierstockfunktion zugrunde. Diese Frauen leiden unter dem sogenannten Syndrom polyzystischer Ovarien (PCO). In ihren Eierstöcken (Ovarien) haben sich kleine flüssigkeitsgefüllte Bläschen (Zysten) gebildet und es reifen keine oder weniger befruchtungsfähige Eizellen heran. Diese Fehlfunktion wird durch eine Störung des Hormonhaushalts und ein Überwiegen männlicher Geschlechtshormone verursacht. Hinzu kommt, dass viele dieser Frauen eine ausgeprägte Insulinresistenz aufweisen, d. h., der Körper reagiert nicht gut auf das eigene Insulin. Dadurch erhöhte Insulinkonzentrationen wirken auf die Hirnanhangdrüse, wodurch männliche Geschlechtshormone weiter vermehrt werden und die Fruchtbarkeit der Frauen weiter beeinträchtigt wird.

Bewegung und Fitness bei Kinderwunsch

»Die Weisen heilen, was noch nicht krank ist«, so ein Sprichwort aus China. »Alles Leben ist Bewegung, Bewegung ist alles Leben«, sagte Leonardo da Vinci.

Bewegung und Entspannung spielen eine wichtige Rolle für ein gesundes Gleichgewicht und den freien Fluss von Yin und Yang im Körper. Aus Sicht der Traditionellen Chinesischen Medizin (TCM) ist dies wiederum von grundlegender Bedeutung, wenn sich Ihr Kinderwunsch erfüllen soll. Auch die westliche Medizin weiß um die präventive Wirkung von Bewegung und Entspannung, daher werden viele Kurse sogar von gesetzlichen Krankenkassen finanziell gefördert.

Wie Fitness und Hormone zusammenhängen

Die bessere Leistungsfähigkeit eines Körpers führt nachweislich nicht nur zu einem besseren Körpergefühl und erhöhter Lebensqualität, sondern auch zu einer Verbesserung von Gehirnleistungen. Dadurch werden Rückkopplungskreisläufe, die unter anderem über das Gehirn gesteuert werden, aktiver, und die hormonelle Steuerung unseres Körpers wird ausgeglichener.

Wenn Sie sich ein Kind wünschen, ist es aber nicht nur wichtig, dass Sie körperlich trainiert sind, sondern auch Art und Umfang des Trainings spielen eine Rolle: Zu viel Sport setzt den Körper ebenfalls unter Stress und führt nicht zu dem Ziel, ein gutes Gleichgewicht zwischen Körper und Geist zu finden.

Das einflussreichste Stresshormon ist Cortisol, das in der Nebenniere gebildet wird. Ein erhöhter Cortisolspiegel führt in der Hirnanhangdrüse (der Hypophyse) zu erhöhter Produktion von Prolaktin, das normalerweise in der Stillzeit ausgeschüttet wird. Fällt dieses Hormon vermehrt im Körper an, hemmt es die Fruchtbarkeit, da es dem Körper signalisiert: Hier muss bereits ein Kind versorgt werden! Auch wenn dem gar nicht so ist.

Ein anderes bekanntes Hormon, das bei Stress ausgeschüttet und ebenfalls von der Nebenniere gebildet wird, ist Adrenalin. Es ist erwiesen, dass dieses Stresshormon beim lein der Zuwachs an Wissen rund um all diese Einflüsse und eine erhöhte Aufmerksamkeit kann bei Ihnen dazu beitragen, dass die Chancen für eine Schwangerschaft erhöht sind und Sie besser aktiv darauf hinarbeiten können.

Trainieren Sie im optimalen Pulsbereich

Idealerweise sollten Sie 4 Mal in der Woche Ihren Puls durch gleichmäßiges Bewegen großer Muskelmassen in den Pulsbereich von ca. 120–130/Minute bringen und im sogenannten aeroben Bereich Sport betreiben. Kurze Phasen stärkerer Belastung sind unproblematisch. Aerobe Belastung findet in der Regel bei 65–75 % der maximalen Leistungsfähigkeit statt, das heißt, die sportliche Aktivität sollte bei 65–75 % des maximal möglichen Pulses durchgeführt werden.

Der Maximalpuls errechnet sich aus der Formel: 220 minus Lebensalter. Eine 35-jährige Frau hätte also einen Maximalpuls von 220–35 = 185 Schlägen pro Minute. 65–75 % dieses Pulses wären 120–138 Pulsschläge/Mi-

Mann die Reifung der Spermien hemmt. Nicht nur bei psychischem Stress, auch bei körperlichen Hochleistungen wie im Sport werden diese Hormone ausgeschüttet. Sie können, etwa bei exzessivem Sport, ebenfalls zu Fruchtbarkeitsstörungen führen.

Frauen, die viel Krafttraining machen, haben häufig erhöhte Testosteronwerte im Blut. Das männliche Geschlechtshormon Testosteron kann dann bei der Frau zu Regulationsstörungen im weiblichen Zyklus sowie zu Einnistungsstörungen führen. Während der Kinderwunschzeit ist es daher nicht ratsam, etwa an einem Marathon teilzunehmen oder auf andere Weise körperliche Hochleistungen zu erbringen. Ein Mittelmaß sollte angestrebt werden. Sinnvoll ist in jedem Fall ein individuelles Training, das auf Ihre Fitness zugeschnitten ist.

Diese Informationen sollen Sie keinesfalls vom Sport abhalten! Vielmehr sollen sie Ihnen helfen, sich bewusster zu bewegen. Al-

> **Besondere Umstände beachten!**
>
> Durch individuelle Besonderheiten, bei Vorliegen bestimmter Krankheiten, oder bei Einnahme von Medikamenten, die den Kreislauf beeinflussen, kann der anzuratende Trainingspuls von der Regel abweichen. Lassen Sie sich in diesen Fällen unbedingt von Ihrem Arzt beraten. Bei akuten Krankheiten sollte man keinen Sport treiben.

QI GONG

nute. Dieser Puls würde optimales Training im aeroben Bereich sichern.

Sportliche Exzesse sollten Sie vermeiden. Denn eine Regulation des Immun- oder hormonellen Systems findet nur bei moderatem Training statt. Männer und Frauen sollten daher zur Unterstützung ihrer Fruchtbarkeit weder intensives Training noch ungewohnt anstrengende Wettkämpfe absolvieren.

Je nach gewählter Sportart unterscheiden sich die Effekte von körperlichem Training, und auch die Nachwirkungen sind unterschiedlich (Seite 125).

Fit werden mit Krafttraining

Eine Mischung aus Ausdauer- und Krafttraining scheint optimal, um die vielfältigen Effekte körperlichen Trainings zu erhalten. Krafttraining vermehrt die Muskelmasse, verbrennt mehr Kalorien, verbessert die Haltung und kann Schmerzen im Halteapparat mindern. Da der Stoffwechsel sich beschleunigt, werden hormonelle Prozesse vermehrt angeregt. Wenn Sie mit Krafttraining beginnen wollen, sind zwei Trainingseinheiten pro Woche vollkommen ausreichend. Je Übung sollte nur ein Satz mit 15–20 Wiederholungen ausgeführt werden. Mehr Wiederholungen bringen nachweislich kaum weiteren Kraftzuwachs.

Als Anfänger sollten Sie nicht 100% Krafteinsatz aufbringen, sondern mit etwa 70% Ihrer Kraft trainieren. Konkret bedeutet das: Wenn Sie 20 kg etwa 20 Mal stemmen könnten, sollten Sie nur 14 Wiederholungen machen.

Bei bereits vorhandenem Kraftaufbau ist es wichtig, dass Sie weitere Wachstumsanreize für die Muskulatur setzen. Nun können Sie die Wiederholungen um 30% steigern. Später erhöhen Sie dann den Widerstand, senken dann aber auch die Wiederholungen wieder auf 70% der Ihnen maximal möglichen Wiederholungen ab.

Nach 8–10 Trainingseinheiten sollten Sie Ihrem Körper auch andere Übungen anbieten, damit er gleichmäßig trainiert wird und sich keine muskulären Ungleichgewichte entwickeln.

Frauen bilden aufgrund ihres niedrigeren Testosteronspiegels weniger Muskelmasse. Eine Ausnahme sind das Gesäß und die Beine. Daher ist es ratsam, für ein ausgewogenes Training den Kraft- und Muskelzuwachs gegebenenfalls mit Hilfe von Messungen in einem Fitnessstudio im Auge zu behalten und sich vor Trainingsbeginn von einem erfahrenen Trainer beraten zu lassen.

Ausdauertraining zur Steigerung der Fitness

Ausdauertraining erhöht die Fähigkeit des Körpers, Leistung über einen längeren Zeitraum hinweg zu erbringen. Es ist wirksam auf den Stoffwechsel und verbessert viele Regulationsprozesse, z. B. bei Stress, Schmerz oder komplexen hormonellen Abläufen. Daher ist Ausdauersport, eventuell kombiniert mit leichtem Krafttraining, ideal bei Kinderwunsch.

Suchen Sie sich eine Sportart aus, die Ihnen Spaß bringt. Wenn Ihnen Laufen oder Radfahren nicht zusagt, können Sie auch schwimmen gehen oder tanzen, um Ihre Ausdauer zu verbessern.

Effekte körperlichen Trainings

Trainingsmethode	Effekte
Ausdauersport	Herz-Kreislauf-Training, Elastizität der Gefäße
Bewegung und Dehnung	Gelenktraining, Flexibilität
Isometrisches Training	Kraftaufbau
Vibrationstraining	Stärken der Knochenstabilität
Moderates Aufbautraining	Immunstärkung, Regulation endokriner und hormoneller Prozesse

Auswirkungen des körperlichen Trainings

Auswirkung des körperlichen Trainings	Körperliche Folgen
Verstärkte Durchblutung und Entspannung der Muskulatur	Verbesserung des Schlafes und der Konzentration, Ernährung und Entschlackung des gesamten Körpers
Verbesserte Fitness	Energiegewinn für den Körper und Verbesserung von Stoffwechselprozessen
Blutzuckerwerte senken	Verbesserung der Blutzuckerwerte
Blutdruck senken oder normalisieren	Blutdruckwerte im Referenzbereich
Ausschüttung von Endorphinen (Glückshormonen)	Stressabbau
Absenken der Stressbereitschaft (Beruhigung der Sympathikusaktivität)	Erhöhtes Wohlbefinden
Anheben der Entspannungsbereitschaft (Aktivierung des Parasympathikus, dem Gegenspieler des Sympathikus)	Antidepressive Effekte
Trainierte Muskelmasse	Besserer Muskeltonus, ggf. verbesserte Haltung, Schmerzreduktion
Erhöhter Kalorienumsatz – während des Trainings und durch das sogenannte Nach(ver)brennen	Gewichtsreduktion
Normalisierung des Fettstoffwechsels	Fettabbau, HDL-Cholesterin steigt, LDL-Cholesterin sinkt – gute Blutfett-Werte
Körperliche Belastung – Entlastung	Erhöhte Flexibilität im Umgang mit Stress
Weitere Effekte	Erhöhter seelischer Ausgleich und Zufriedenheit, höhere Achtsamkeit, ggf. Schmerzreduktion (z. B. Rücken- oder Kopfschmerz), verbessertes Selbstbewusstsein

Ein bis zwei Einheiten pro Woche über mindestens 20 Minuten haben nachweislich bereits einen guten Effekt auf den Körper. Sehr gut ist es, wenn Sie 3–4 Mal in der Woche Sport treiben, wobei 1–2 Einheiten davon einer anderen Sportart gewidmet werden sollten. Alternativ könnten Sie eine Entspannungseinheit oder ein kombiniertes Training, wie zum Beispiel Yoga, einbinden.

Die körperliche Belastung sollte sich an Ihrer persönlichen Fitness orientieren. Wenn Sie ungeübt sind, bleiben Sie bei einem Puls zwischen 120 und 130 pro Minute oder anders gesagt: bei ca. 70 % Ihres Maximalpulses, wenn Sie Ihren Wert kennen (Seite 123).

Die Ausdauerleistung lässt sich schnell verbessern. Nach 4–6 Wochen sind in der Regel deutliche Steigerungen der Fitness zu spüren. Achten Sie immer darauf, dass Sie möglichst verletzungsfrei bleiben, und treiben Sie keinen Sport, wenn Sie erkältet sind.

Als völliger Anfänger ist zunächst das zügige Spazierengehen ein guter Start, um Muskeln und Gelenke langsam auf eine kommende Belastungssteigerung vorzubereiten. Danach können Sie mit einem leichten Intervall-Lauftraining beginnen (5 Minuten Laufen und 2 Minuten Pause, 4 Wiederholungen). Ein gutes Training ist auch das Nordic Walking mit Stöcken. Der Vorteil von Nordic Walking im Vergleich zu normalem Jogging liegt darin, dass Sie zusätzlich die Armmuskulatur trainieren und dass Hüft-, Knie- und Fußgelenke weniger stark belastet werden.

Mind-Body-Medizin

Verfahren, die sowohl den Körper als auch den Geist beeinflussen und stärken, nennt man Mind-Body-Medizin (MBM). Dazu gehört natürlich auch das Lauftraining, das Sie möglicherweise zur Entspannung und Fitness betreiben. Denn viele Menschen sortieren dabei ihre Gedanken oder lassen ihren Gedanken freien Lauf. Gleichzeitig ist das Laufen ein gutes Herz-Kreislauf-Training und fördert den erholsamen Schlaf, der wiederum ebenfalls einen wichtigen Beitrag zur Gesundheit, zur Stressvermeidung und zur Erholung eines Menschen liefert.

Auch alle anderen bisher erwähnten Sportarten wie Nordic Walking in der freien Natur, Schwimmen, Fitnesskurse, Ballsportarten oder Tanzen sind sehr geeignete Methoden, den Körper und die Stoffwechselprozesse in Schwung zu bringen und zu stärken – und gleichzeitig Ihren Kopf frei zu machen, was bei unerfülltem Kinderwunsch hilfreich wäre, häufig jedoch schwierig ist.

Sie finden in diesem Buch verschiedene Methoden, die leicht zu erlernen und anzuwenden sind. Insbesondere lernen Sie das individualisierte Bewegungs- und Entspannungsverfahren der TCM, das Qigong, kennen. Zu jedem der 5 Elemente finden Sie passende Übungen, die Sie jederzeit zu Hause machen können.

Selbsthilfe durch Qigong

Die Bewegungsübungen, die unter dem Begriff »Qigong« zusammengefasst werden, gehören zu den 5 Therapieverfahren der chinesischen Medizin (Seite 40).

Qigong ist eine anerkannte Methode in der Gesundheitsprävention und wird durch die gesetzlichen Krankenversicherungen gefördert. Von den Kosten eines Qigong-Kurses kann man bis zu 80 % durch seine Krankenversicherung erstattet bekommen, wenn der Kurs(-leiter) entsprechend zertifiziert ist.

»Qigong« bedeutet übersetzt »Arbeit oder Übungen mit dem Qi«, wobei Qi als Lebensenergie angesehen wird, die gepflegt werden muss. Das Qi ist dabei nicht nur die Energie in uns, sondern auch die Energie um uns herum in Form der Atemluft, der Nahrung und des Lichtes. Diese sollen im Qigong die Energieflüsse in unserem Körper vermehren und eventuell vorhandene Blockaden auflösen helfen.

Die Geschichte des Qigong ist über 5000 Jahr alt. Im Laufe der Zeit sind die Übungen durch daoistische, buddhistische und weitere Einflüsse verändert worden. Inzwischen gibt es viele verschiedene Qigong-Stile.

Übungsformen im Qigong

Qigong-Übungen werden grundsätzlich unterteilt in:
- Übungen in Ruhe (im Liegen, Stehen oder Sitzen) und
- Übungen in Bewegung (z. B. 8 Brokate, Kranich-Übungen, die Sechs Laute, das Spiel der 5 Tiere, Übungen im Gehen).

Bei den Übungen in Ruhe werden die Atmung, die Visualisierung und die Konzentration geübt. Dabei sieht der Übende äußerlich ruhig aus, im Inneren aber widmet er sich voll der Bewegung des Qi-Flusses.

Bei den Übungen in Bewegung unterstützt die Bewegung den Qi-Fluss. Die Bewegungen sind in der Regel langsam und fließend, sie sollen nicht schlaff oder ruckartig wirken. Mit jeder Bewegung wird eine bildhafte Vorstellung verbunden, die sich äußerlich zeigt oder innerlich Qi bewegt. Qigong wird langsam und ruhig geübt, sodass man mit der geistigen Aufmerksamkeit den Vorgängen in Körper und Geist folgen und den Wirkungen der Übung nachspüren kann. Ein wichtiger Aspekt beim Einüben ist, eine gute Haltung einzunehmen, damit Rücken und Gelenke geschont werden. Durch das Üben lernen Sie, Ihr Qi zu spüren, es zu vermehren, zu stärken und zu leiten. Durch die Koordination von Atmung, Bewegung und Aufmerksamkeit können gezielt Meridiane (Akupunktur- bzw. Energieleitbahnen) und Organe angesprochen werden. Die Vorsicht, Gelassenheit und Sanftmut, die Sie beim Üben im Umgang mit Ihrem Körper entwickeln, reduzieren Stress und verbessern den Umgang im sozialen Kontext. Denn: Die erlernten Fähigkeiten wirken auch nach außen!

Ganz allgemein zeigen Studien, dass Qigong das Wohlbefinden und den Allgemeinzustand verbessert. Es bessert das Reaktions- und Konzentrationsvermögen sowie das Balancegefühl und die Ausdauer. Die Übungen

> **Bei Kinderwunsch besonders Holz und Wasser stärken!**
>
> Im Rahmen des Kinderwunsches sollten Sie besonders darauf achten, dass die Energien im Bereich des Elementes Holz ausgeglichen und die Energien des Elementes Wasser gestärkt sind. Haben Sie im 5-Elemente-Test (Seite 25) bei Holz und Wasser mehr als 8 Punkte erreicht, wäre es gut, die dem jeweiligen Element zugeschriebenen Übungen bewusster zu machen oder häufiger zu wiederholen.

wirken auf das vegetative Nervensystem, stärken die Immunfunktionen und regulieren Stresshormone.

Durch die gerade, aufrechte Haltung der Wirbelsäule, die Aufrichtung des Beckens, die leichte Beugung der Gelenke usw. werden Fehlhaltungen, Verspannungen und daraus resultierende Beschwerden gelindert. Durch regelmäßiges Üben kommt es zur Entspannung der Muskulatur, zu verbesserter Durchblutung aller Gewebe und in Folge zu positiven Auswirkungen auf das Bewegungs-, Immun- und Hormonsystem.

Worauf Sie beim Qigong achten sollten

Ziehen Sie zum Üben bequeme Kleidung und flache Schuhe oder nur Socken an. Sie sollten nicht zu müde sein, wenn Sie mit den Übungen beginnen. Achten Sie darauf, dass der Raum gut gelüftet ist, Sie sich im Raum wohlfühlen und nicht frieren. Seien Sie geduldig mit sich und überfordern Sie sich nicht. Sie sollten zu Beginn mindestens 15 Minuten üben, später auch über 30 Minuten. In der Regel wird eine Übungsreihe bis zum Ende durchgeführt, so etwa bei den 8 Brokaten alle Teile in der vorgesehenen Reihenfolge. Die Übungsfolgen können wiederholt werden. Eine individuelle Wirkung erzielen Sie durch die Betonung der Bewegungsteile. Lesen Sie mehr dazu bei den jeweiligen Übungen. Lassen Sie die Atmung natürlich kommen und gehen, üben Sie als Anfänger keine bestimmte Atmung. Sie ergibt sich später von allein.

Vorbereitende Übungen

Eine Qigong-Übungsreihe wird in der Regel mit einigen vorbereitenden Übungen begonnen, die bewirken, dass Körper und Geist von der eigentlichen Übung möglichst stark profitieren. Da diese Vorübungen selbst bereits eine Wirkung entfalten, gehört ihr Einüben bereits zum Qigong. Als Anfänger ist es besonders wichtig, diese Vorübungen zu machen, damit Sie ein Gespür für die Wirkung der einzelnen Anteile bekommen.

Die Vorübungen trainieren folgende Grundlagen des Qigong:
- eine natürliche und entspannte Haltung
- die Atmung natürlich kommen und gehen lassen
- die langsame Ausführung – das Qi folgt der Vorstellungskraft (die 3 Energiezentren = Dantian)
- Bewegung und Ruhe gehören zusammen (Yang und Yin)
- das Prinzip »oben leicht – unten fest« (siehe dazu insbesondere die folgende Grundübung »Stehen wie ein Baum«)

Die Grundhaltung »Stehen wie ein Baum«

Die Grundhaltung ist im Qigong durch alle Stile hindurch gleich. Sie nimmt daher eine zentrale Rolle ein und sollte vor jeder Übungsserie ausgeführt werden. Lockern Sie vorab Ihre Gelenke und bringen Sie durch leichte Dehnung bereits Bewegung in den Energiefluss an Hals, Schultern, Ellbogen, Handgelenke, Rumpf, Hüften, Knie und Fußgelenke. Stehen Sie dann mit den Füßen hüftbreit auseinander. Stellen Sie sich vor, dass Ihre Füße Wurzeln bilden, die tief in die Erde reichen. Ihr Oberkörper und Kopf bilden die Baumkrone. Die Ellbogen sind wie mit Seilen verbunden und ziehen leicht nach außen, die Achseln sind frei. Ellbogen und Knie sind leicht gebeugt, das Becken ist leicht nach vorn gekippt. Der Kopf ist am höchsten Punkt locker aufgehängt, Ihre Halswirbelsäule ist aufgerichtet. Die Augen sind geöffnet, der Blick richtet sich freundlich nach innen. Kommen Sie zur Ruhe. Stellen Sie sich nun vor, sie sind »unten fest – oben leicht«.

Vorbereitende Meridian-Massage Das Klopfen mit den Fäusten oder flachen Händen entlang der Energiebahnen ist eine einfache Übung, bei der die Blutzirkulation und der Stoffwechsel der zugehörigen Organe angeregt werden. Beginnen Sie jeweils an der Brust, und klopfen Sie auf der Innenseite des Arms bis zur Hand und auf der Außenseite nach oben bis auf die Schulter. Klopfen Sie seitlich am Brustkorb herunter und seitlich über die Hüften bis zum Fuß. Wechseln Sie am Fuß auf die Innenseite, und klopfen Sie den Oberschenkel bis zu Leiste. Anschließend reiben Sie die Lendenbereiche beidseits. Reiben Sie am Ende Ihre Hände aneinander und stellen Sie sich zum Abschluss wieder in die Grundhaltung.

Die besten Qigong-Übungen für alle

Die folgenden Übungen sind zur Stärkung und zum Ausgleich aller Elemente geeignet, können jedoch durch das intensivere Ausprägen einzelner Übungsteile individuell und typgerecht angepasst werden. Alle Übungen sind einfach und leicht zu lernen.

Die Dantian-Übung

Die Dantian-Übung ist eine sehr wichtige und klassische Übung, die häufig zu Beginn und am Ende einer Übungsreihe ausgeführt wird. Sie ist gerade bei Kinderwunsch eine sehr hilfreiche Übung für Mann und Frau. Das Besondere an dieser Übung ist, dass nicht nur das Qi insgesamt gesammelt und gestärkt wird, sondern insbesondere das Wasser-Element und damit die Sexualkraft und Fruchtbarkeit. Im Qigong gibt es drei Energiezentren (Dantian). Die Dantian-Übung konzentriert sich auf das unterste der drei Dantian. Es handelt sich hierbei um eine Region, die drei Fingerbreit unterhalb des Bauchnabels und von der Vorstellung her ein Drittel tief im Unterbauch liegt. Das untere Dantian, »das Land, wo Feuer und Wasser zusammenfließen«, steht in engem Zusammenhang mit grundlegenden Lebensvorgängen, unter anderem der Zeugungsfähigkeit. Bevor man komplexere Übungen macht, sollte zunächst das Qi im unteren Dantian gesammelt werden. Dies ist eine Übung in Ruhe; sie kann im Sitzen oder Stehen (wie ein Baum) durchgeführt werden. Frauen legen auf das untere Dantian locker die rechte Hand unter die linke Hand, Männer umgekehrt die linke Hand unter die rechte. Atmen Sie entspannt in den Bauch, und lassen Sie in Ihrer Vorstellung frische Energie ins untere Dantian zusammenfließen, sich ausbreiten und schwingen, bis Körper und Geist zur Ruhe gekommen sind.

Die 8 Brokate

Diese gesundheitsfördernde Übungsreihe besteht aus acht einfach zu erlernenden Bewegungen. Durch stetiges Üben erreichen Sie eine bessere Koordination zwischen Atmung und Bewegung. Die Bewegung vertieft die Atmung und die Atmung gibt der Bewegung einen inneren Rhythmus. Die Übungen stärken und entspannen Energieflüsse gleichzeitig. Sie wirken sich positiv auf Ihre Empfängnisfähigkeit aus, weil alle 5 Elemente damit angesprochen werden und der freie Qi-Fluss im Körper gefördert wird.

> **Erst einmal zuschauen**
>
> Es empfiehlt sich, vor der Durchführung der 8 Brokate einen der vielen verfügbaren Lehrfilme im Internet anzuschauen – z. B. bei YouTube. Oder lassen Sie sich die korrekten Übungsabläufe in einem Kurs zeigen, der oft auch an Volkshochschulen angeboten wird.

Übungsteil 1: Den Himmel stützen

Wirkung Diese Übung weitet das Zwerchfell und führt zu verbesserter Atmung. Gleichzeitig werden Magen und Darm leicht massiert. Die Übung stärkt die Wärme- und Energieverteilung im Körper und bewegt Qi. Das Empfängnisgefäß Ren Mai wird aktiviert.

Durchführung Verschränken Sie die Finger vor dem Unterbauch, heben Sie die Arme langsam am Körper entlang bis auf Brusthöhe und wenden Sie dort die Handflächen nach unten. Heben Sie die Arme dann im Halbkreis vor der Brust nach oben bis über die Stirn, wie um »den Himmel zu stützen«. Halten Sie inne und atmen Sie dabei aus. Dann lösen Sie die Hände und führen die Arme langsam im seitlichen Bogen nach unten, um in die Grundhaltung zurückzukehren.

Wiederholen Sie diese Übung 4–6 Mal.

Übungsteil 2: Den Bogen spannen

Wirkung Diese Übung strafft die Muskulatur am Schultergürtel und seitlich an der Brust sowie die Oberschenkel. Sie wirkt ausgleichend und stützend auf die Elemente Metall, Feuer und Wasser.

Durchführung In Ihrer Vorstellung spannen Sie einen Bogen abwechselnd nach links und rechts, so als ob Sie einen Falken schießen wollten. Dazu vor dem Unterbauch hohle Fäuste bilden (mit der Öffnung nach oben) und die Hände am Körper bis auf Brusthöhe heben, dabei die Beine etwas auseinanderstellen und leicht in die Knie gehen. Die Hände trennen sich nun: Die linke Hand wird zur Pfeilhand und zielt bei nicht ganz durchgestrecktem Ellbogen, die rechte bleibt auf Brusthöhe und ist die Bogenhand. Der 2. und 3. Finger der Pfeilhand zeigen dabei locker auf ein imaginäres Ziel in der Ferne, die Hand der Bogenhand bleibt zur lockeren Faust geballt.

Wiederholen Sie die Bewegungen 4 Mal pro Seite.

Übungsteil 3: Himmel und Erde

Wirkung Durch diese Übung wird die Atmung gebessert, Magen und Darm werden leicht massiert, Schultern, Arme und oberer Rücken werden gestärkt. Sie wirkt ausgleichend und stützend auf die Elemente Erde, Feuer und Metall.

Durchführung Zunächst machen Sie den »Kleinen Kreis«: Gehen Sie in die Grundhaltung, heben Sie die leicht geöffneten und nach oben gerichteten Handflächen vor dem Unterbauch bis auf Brusthöhe, wenden Sie die Handflächen nach unten und senken Sie sie zurück zum unteren Dantian.

Heben Sie nun erneut die leicht nach oben geöffneten Hände bis auf Brusthöhe an. Hier trennen sich die Arme: Drehen Sie die linke Handfläche nach oben und heben Sie sie im Bogen bis über die Stirn. Drehen Sie die rechte Handfläche zum Boden und senken Sie die Hand gleichzeitig bis auf Hüfthöhe.

Die 5 Überanstrengungen und 7 Schädigungen

5 Überanstrengungen	7 Schädigungen
1. Zu viel Sehen 2. Zu viel Liegen 3. Zu viel Sitzen 4. Zu viel Stehen 5. Zu viel Gehen	1. Überessen (auch langes oder schnelles Laufen) 2. Übermäßiger Zorn 3. Zu viel Heben und Sitzen an feuchten Orten 4. Sich der Kälte aussetzen und zu viel Kaltes trinken 5. Kummer und Sorgen und zu viel Grübeln 6. Wind, Regen, Kälte und Sommerhitze 7. Große Angst und Unregelmäßigkeiten

Danach lösen Sie die Arme und führen sie in seitlichem Bogen bis in die Ausgangshaltung zurück. Wechseln Sie die Seiten. Ihre Aufmerksamkeit sollte in der Vorstellung je zu ⅓ oben und ⅔ unten sein.

Wiederholen Sie die Bewegungsabläufe 4 Mal pro Seite.

Übungsteil 4: Nach hinten blicken

Wirkung Diese Übung heißt ursprünglich »Nach hinten blicken, um die 5 Überanstrengungen und 7 Schädigungen zu lindern«. Sie stärkt vor allem Nackenmuskulatur, Schultern und Arme und wirkt ausgleichend und stützend auf die Elemente Feuer und Wasser.

Durchführung Führen Sie zunächst den Kleinen Kreis (Seite 130) aus. Heben Sie anschließend die Hände bis auf Nabelhöhe an, drehen Sie dann die Handflächen nach unten und bewegen Sie sie seitlich in Richtung Hüfte, so als wollten Sie etwas wegschieben. Dabei den Kopf nach links wenden, so weit, wie es Ihnen angenehm ist. Halten Sie einen Moment inne, kehren Sie dann mit Kopf und Händen zur Mitte zurück. Beschreiben Sie mit nach unten und außen zeigenden Handflächen einen Bogen seitlich am Körper bis vor die Brust und kehren Sie in die Grundhaltung zurück. Im nächsten Durchgang wenden Sie den Kopf nach rechts. Ihr Blick sollte zu 70 % nach innen gerichtet sein, zu 30 % nach außen.

Wiederholen Sie die Bewegungen 4 Mal pro Seite.

Übungsteil 5: Kopf und Hinterteil wiegen

Wirkung Bei dieser Übung werden Oberschenkel und die Rumpfmuskulatur gestärkt, die Wirbelsäule gedehnt und die Beweglichkeit gefördert. Zudem wirkt die Übung beruhigend auf das Herz und ausgleichend und stützend auf die Elemente Feuer und Wasser.

Durchführung Führen Sie den Kleinen Kreis (Seite 130) auf Brusthöhe durch, heben Sie dann die Hände auf Brusthöhe und machen Sie gleichzeitig einen seitlichen Ausfallschritt nach links, drehen Sie die Hände

---

Was sind die »5 Überanstrengungen und 7 Schädigungen«?

Diese Begriffe stammen aus dem berühmten Buch »Der Gelbe Kaiser: Das Grundlagenwerk der Traditionellen Chinesischen Medizin« von Maoshing Ni.

nach unten und legen Sie sie auf den Oberschenkeln ab (dabei zeigen die Fingerspitzen nach innen, die Daumen nach außen). Senken Sie den Blick und den Oberkörper nach rechts über das Bein. Machen Sie eine Halbkreisbewegung aus der Hüfte bis über den linken Oberschenkel, der Blick bleibt vor dem rechten Fuß. Richten Sie Ihren Oberkörper etwas auf und verstärken Sie dabei den Druck auf den rechten Oberschenkel. Halten Sie in dieser Position inne. Dann lösen Sie die Haltung auf, kehren zur Mitte zurück und wiederholen in die andere Richtung.

Wiederholen Sie 4 Mal pro Seite.

Übungsteil 6: Fersen heben
Wirkung Diese Übung kräftigt Waden, Oberschenkel und Rücken. Sie wirkt ausgleichend und stützend auf die Elemente Wasser, Feuer und Metall.

Durchführung Stellen Sie Füße und Fersen zu einem V zusammen, die Knie bleiben entspannt. Führen Sie anschließend den Kleinen Kreis (Seite 130) auf Brusthöhe aus, drehen dann dort die Hände nach unten und senken sie seitlich neben dem Körper nach unten zur Hüfte. Die Fingerspitzen zeigen leicht nach innen, Ihre Arme strecken Sie leicht. Drücken Sie nun mit den Handflächen etwas nach unten und heben Sie gleichzeitig beide Fersen, während Sie einatmen. Halten Sie inne. Mit dem Ausatmen entspannen Sie alles und lockern den Körper durch leichtes Schütteln. Anschließend kehren Sie zurück in die Grundhaltung.

Wiederholen Sie die Übung 7 Mal.

Übungsteil 7: Das Qi sammeln
Wirkung Diese Übung kräftigt die Arme. Das Weiten der Augen und der intensive Blick dienen dazu, die Intensität der Übung zu steigern, die ausgleichend und stützend auf die Elemente Holz und Wasser wirkt.

Durchführung Bilden Sie Hohlfäuste vor dem Unterbauch, der Daumen liegt dabei auf dem Zeigefinger, die Öffnung zeigt nach oben. Machen Sie einen Ausfallschritt nach links und heben Sie dabei die Hohlfäuste zur Brust. Senken Sie die Fäuste zum Unterbauch, werden Sie schwer im Becken. Heben Sie die Hohlfäuste zur Brust. Führen Sie die linke Faust etwa eine Unterarmlänge leicht mittig nach vorn (als wollten Sie boxen), richten Sie den Blick über die Faust in die Ferne, schauen Sie zornig. Halten Sie inne. Dann richten Sie sich auf und nehmen das linke Bein wieder heran. Führen Sie die Fäuste zurück vor die Brust und senken Sie sie dann zum Unterbauch ab. Führen Sie die Übung noch einmal mit einem Ausfallschritt nach rechts durch.

Wiederholen Sie die Bewegungsfolge 4 Mal pro Seite.

Übungsteil 8: Das Wasser-Element stärken
Wirkung Mit dieser Übung verbessern Sie die Beweglichkeit der Lendenwirbelsäule und Hüftgelenke. Sie stärkt die Rücken- und Beinmuskulatur und wirkt ausgleichend und stützend auf die Elemente Wasser und Feuer.

Durchführung Führen Sie den Kleinen Kreis (Seite 130) auf Brusthöhe durch. Dann senken Sie die Handflächen zur Hüfte – am Ende zeigen die Handflächen nach hinten. Heben Sie die Hände über den Kopf, als ob Fäden daran zögen. Über dem Kopf zeigen die Handflächen nach oben (den Himmel stützend), gleichzeitig senken Sie das Becken. Bewegen Sie dann den Oberkörper mit den Armen ganz leicht nach vorn, lassen Sie die Arme langsam fallen und legen Sie am Ende (je nach Beweglichkeit) die Handflächen auf den Boden oder die Füße. Halten Sie inne. Richten Sie sich langsam auf und kehren Sie in die Grundhaltung zurück.

Wiederholen Sie die Übung 4 bis 6 Mal.

Abschluss
Zum Abschluss der 8 Brokate führen Sie die Hände auf die Lenden und massieren diese kreisend 4 Mal pro Richtung. Beenden Sie die 8 Brokate mit der Dantian-Übung (Seite 129).

Qigong-Übungen für das Element Holz

Alle Formen von Dehnungen, Stretching oder anderen Lockerungsarten sind günstig für das Holz-Element, das alle Muskeln und Sehnen mit zu seinen Aufgabengebieten zählt. Ein gesundes Holz-Element ist flexibel und kräftig zugleich, im Körper wie im Geist.

Das passende Bild ist der Bambus – stark und beweglich zugleich (**nicht** wie eine deutsche Eiche).

Das Holz-Element neigt zu gestauten Energien. Die Meridian-Massage (Seite 129) ist daher eine gute Vorübung für das Holz-Element. Es darf dabei auch gern etwas kräftiger geklopft werden, um Stauungen zu lösen, besonders auf den **Akupressurpunkten Leber 3** (Seite 52), **Gallenblase 20** sowie **Dickdarm 4** (Seite 53).

Bei den Übungen der **8 Brokate** ist die Übung 7 (Seite 132) besonders gut geeignet, um das Holz-Element ins Gleichgewicht zu bringen, die man auch einzeln ausführen kann. Im Rahmen der gesamten Serie können auch mehr Wiederholungen dieser Übung eingebaut werden. Das Weiten der Augen und der intensive Blick dienen dazu, die Intensität bei der Übung zu steigern.

Die Leber reinigen

Wirkung Diese Übung hilft vor allem Emotionen wie Anspannung, Wut oder Aggressionen zu lösen und auszuleiten. Gleichzeitig wird in dem dem Holz-Element zugeordneten Meridian Energie bewegt, was Blockaden löst.

Durchführung Stehen Sie in der Grundhaltung (Seite 128). Stellen Sie sich vor, wie ein inneres Lächeln sich ausbreitet, und sammeln Sie die Energie im unteren Dantian wie in der »Dantian-Übung« (Seite 129) beschrieben. Setzen Sie den rechten Fuß in einem 45-Grad-Winkel einen Fußbreit diagonal nach vorn außen nur mit der Ferse auf den Boden, ohne den Körper zu drehen. Bewegen Sie Ihre Arme mit den nach oben weisenden Handflächen langsam vor dem Körper bis auf Höhe der Augen nach oben. Die Ellbogen öffnen sich nach außen, während die Arme sich im Halbkreis bis über den Kopf heben. Die Handflächen wenden sich nach unten und die Fingerspitzen zeigen zueinander. Senken Sie die Hände dann vor dem Körper bis auf die Mitte der Brust ab, wobei die Ellbogen nach außen zeigen. Drehen Sie den Oberkörper um 45 Grad nach rechts und schieben Sie die Hände langsam nach unten, wobei Sie sich nur wenig beugen. Stellen Sie sich eine Bewegung als Energiefluss entlang der Innenseite des rechten Oberschenkels nach unten bis zum großen Zeh vor (so verläuft die Leber-Energiebahn,

Seite 49). Denken Sie, dass ungute Energien am Endpunkt des großen Zehs ausgeschieden werden. Halten Sie inne. Kehren Sie langsam in die Ausgangshaltung zurück und wiederholen Sie die Übung zur linken Seite. Pro Seite 3–9 Mal wiederholen.

Der Leber-Laut »Xu«
Wirkung Der Laut »Xu« nährt das Holz und leitet aus. Diese Übung hilft gut bei Kopfschmerz oder Druck im Kopf, den Augen oder Ohren. Sie ist hilfreich bei prämenstruellen Störungen oder bei innerer Anspannung.

Das sollten Sie wissen Der Leberlaut »Xu« wird »tschüjüh« gesprochen, dabei wird sehr langsam ausgeatmet und der Mund in die Breite verzogen. Die Lippen bedecken weitgehend die Zähne. Die Augen sind geschlossen und können während des Sprechens geöffnet werden. Der äußere Blick erhält etwa 30 % Aufmerksamkeit, der innere Blick etwa 70 %. Er wird auf das untere Dantian gerichtet und damit verstärkt. Die Übung kann im Stehen (in der Grundhaltung, Seite 128) oder, wie nachfolgend beschrieben, im Sitzen (auf der Vorderkante eines normalen Stuhles) durchgeführt werden.

Durchführung im Sitzen Beide Füße stehen fest auf dem Boden. Ihr Rücken ist gerade, die Hände liegen entspannt auf den Knien oder liegen vor dem unteren Dantian. Schultern und Nacken sind entspannt. Atmen Sie ruhig ein und aus. Stellen Sie sich vor, wie ein inneres Lächeln sich ausbreitet, und sammeln Sie die Energie im unteren Dantian wie in der Dantian-Übung (Seite 129) beschrieben. Schließen Sie die Augen und stellen Sie eine innere Verbindung zu Ihrer Leber (im rechten Oberbauch) her. Versuchen Sie sich einzufühlen und finden Sie heraus, wie dieses Organ sich fühlt. Ist es frisch und entspannt oder eher eingetrocknet, fest und schwach? Haben sich Ärger oder Frustration dort festgesetzt? Falten Sie Ihre Hände und heben Sie sie bis zur Mitte der Brust. Wenden Sie die Handflächen nun nach unten und führen Sie die Hände in einem Halbkreis vor Ihnen über den Kopf. Neigen Sie dabei den Kopf leicht in den Nacken (so weit wie angenehm) und kippen Sie ihn etwas nach links, sodass eine leichte Dehnung über der rechten Seite entsteht. Atmen Sie tief ein und geben Sie beim sehr langsamem Ausatmen leise oder etwas lauter den Laut »tschüjüh« während der gesamten Ausatmung von sich. Ggf. öffnen Sie hierbei die Augen. Lassen Sie dabei gedanklich schönes grünes Licht in Ihr Organ Leber leuchten. Wiederholen Sie die Übung 3–9 Mal, bis Ihre Leber sich erfrischt und sich weich anfühlt. Schließen Sie mit der Dantian-Übung (Seite 129) ab.

Qigong-Übungen für das Element Feuer

»Leben, Lieben, Lachen« sind die drei L des Herzens. Häufig sind aber gerade diese Fähigkeiten nicht mehr frei entfaltet und der Mensch beschäftigt sich mit seinem verwundeten Herzen. Für das Empfangen eines Kindes ist es aus Sicht der TCM sehr wichtig, dass das Herz sich dem öffnet und im Gleichgewicht ist.

Die verschiedenen Empfehlungen für das Feuer-Element aus der Akupressur, zum Beispiel der **Akupressurpunkt Herz 7** »Straße zur Heiterkeit« (Seite 54), oder hinsichtlich der Ernährung, können durch Qigong-Übungen ergänzt werden. Das **mittlere der 3 Dantian** liegt aus Sicht der chinesischen Medizin dem Feuer-Element nahe, der **Akupressur-**

punkt Ren Mai 17 (Seite 56) lokalisiert das mittlere Dantian. Wenn Sie möchten, können Sie sich in verschiedenen Qigong-Übungen auf diesen Punkt konzentrieren und Energien in diesem Bereich sammeln. Dadurch stärken Sie ihn.

Intensivierung der 8 Brokate für das Feuer

Bei den Übungen der 8 Brokate (Seite 129) sollten Sie zur Unterstützung des Feuer-Elementes auf Folgendes achten:

Übungsteil 2:
Das Feuer-Element wird reguliert und harmonisiert, die Verbindung zwischen Feuer und Wasser gefördert, wodurch zum Beispiel der Schlaf gebessert werden kann. Reizbarkeit und Unruhe lassen sich lindern. Auch die Verbindung zum Metall wird gebessert, sodass etwa asthmatische Beschwerden oder Brustenge beeinflusst werden können.

Übungsteil 3:
Überwiegend wird das Element Erde gestützt und harmonisiert. Durch die dehnenden Handbewegungen werden alle Energiebahnen des Armes durchgängig gemacht, zu denen auch Bahnen des Feuer-Elementes zählen.

Übungsteil 4:
Besonders die Bewegung und äußere Dehnung des Armes an der Kleinfingerseite sollten Sie betonen, denn hier verläuft eine wichtige Energiebahn des Feuer-Elementes, die dabei durchlässig gemacht wird.

Übungsteil 5:
Diese Übung heißt genauer: »Kopf und Hinterteil wiegen, um zu viel Feuer aus dem Bereich des Herzens zu vertreiben«. Betonen Sie das Dehnen des Unterarmes beim Wiegen auf den Oberschenkeln, um die Wirkung der Übung zu intensivieren. Die Konzentration auf den **Akupressurpunkt Herz 7** (Seite 54) unterstützt die Ausleitung von übermäßiger Feuer-Energie.

Übungsteil 6:
Führen Sie die Bewegung der Arme nach unten und üben Sie den Druck nach unten bewusster aus, da hierbei die Energiebahnen des Feuer-Elementes angesprochen werden.

Übungsteil 8:
In der Mitte der Handflächen (der zur Handfläche gekrümmte Mittelfinger zeigt genau darauf) findet sich ein wichtiges energetisches Zentrum im Qigong. Es ist ein sogenannter **Laogong-Punkt**. Beim Senken der Hände über die Füße treten so das Feuer- und das Wasser-Element miteinander in Verbindung und können ausgeglichen werden.

Der Herz-Laut »He« oder »Ke«

Wirkung Der Herzlaut »Ke« stützt das Herz und leitet aus. Diese Übung hilft gut bei Nervosität, Herzklopfen, innerer Unruhe oder bei Schlafstörungen.

Das sollten Sie wissen Der Herzlaut »Ke« wird »Keh« gesprochen, das »e« wie beim englischen »the«. Dabei den Mund weit und locker öffnen. Bei dieser Übung können die Augen geöffnet oder geschlossen sein. Je lauter bei geöffneten Augen der Laut gesprochen wird, desto mehr überschüssige Feuer-Energie kann ausleitet werden. Je leiser Sie den Laut aussprechen desto mehr kommunizieren Sie mit Ihrer Seele. Die Übung kann im Stehen (in der Grundhaltung, Seite 128) oder, wie nachfolgend beschrieben, im Sitzen (auf der Vorderkante eines normalen Stuhles) durchgeführt werden.

Durchführung im Sitzen Beide Füße stehen fest auf dem Boden. Ihr Rücken ist gerade, die Hände ruhen vor dem unteren Dantian. Schultern und Nacken sind entspannt. Atmen Sie ruhig ein und aus. Stellen Sie sich vor, wie ein inneres Lächeln sich ausbreitet, und sammeln Sie die Energie im unteren Dantian wie in der »Dantian-Übung« (Seite 129) beschrieben. Stellen Sie eine innere Verbindung zu Ihrem Herzen her. Versuchen Sie sich einzufühlen und finden Sie heraus, wie dieses Organ sich fühlt. Ist es ruhig und voller Freude oder trocken, traurig, oder zu nervös? Mit dem Einatmen heben Sie die Arme langsam seitlich am Körper nach oben – jede Hand auf ihrer Seite ist zum Himmel hin nach oben geöffnet. Ihr Gesicht wendet sich nur angedeutet nach oben. Die Hände nähern sich an. Verschränken Sie beim Ausatmen nun alle 10 Finger miteinander. Beim Einatmen wenden Sie die Handflächen nach oben, Ihr Rumpf beugt sich leicht nach rechts, wodurch im Brustkorb Platz für Ihr Herz frei wird. Beim Ausatmen sprechen Sie den Laut »He«, dabei bleibt der Mund geöffnet. Senden Sie dabei schönes rotes Licht, das Ihr Herz voll ausfüllt. Beim Einatmen richten Sie sich langsam wieder zur Mitte aus und lassen die Hände seitlich am Körper bis in die Ausgangshaltung sinken. Wiederholen Sie die Übung mindestens 6 Mal oder bis Ihr Herz sich leicht und glücklich anfühlt. Schließen Sie mit der Dantian-Übung (Seite 129) ab.

Qigong-Übungen für das Element Erde

Viele Menschen mit geschwächten Energien im Element Erde leiden unter Müdigkeit und Verdauungsstörungen. Häufig neigen sie zum Aufputschen mit Kaffee oder Süßigkeiten und haben vielleicht Übergewicht. Viele sorgen sich – jedoch sorgen sie manchmal nicht so gut um sich selbst. Da die Erde jedoch die Energie und neue Säfte für den Körper aufbauen soll, die dem Kinderwunsch zuträglich sind, sollte man versuchen das Element Erde gut zu pflegen.

In der Körpermitte befindet sich der energetische Ursprung des Elementes Erde. Sie sorgt für frische Energie (Qi), die aus der Nahrung gewonnen wird. Dazu bedarf es ausreichender Wärme (des sogenannten Verdauungsfeuers) unter dem Kochtopf der Verdauung. Sonst werden die Bestandteile nicht gut gefiltert und Schlacken häufen sich an. Die Ernährungstherapie spielt für das Erde-Element eine wichtige Rolle, ebenso wie einige Akupressurpunkte, zum Beispiel **Magen 36** (Seite 57), **Pericard 6** (Seite 55) oder **Milz 6** (Seite 53), die man bei einer **Meridian-Massage** (Seite 129) gut einbauen kann.

Die zentrale Funktion des Erde-Elementes und der Energiequelle im Unterbauch sind in Qigong-Übungen allgegenwärtig. Stärken Sie zunächst die Energie im unteren Dantian mit der **Dantian-Übung** (Seite 129). Konzentrieren Sie sich beim Qigong während der Übung teilweise auf dieses untere Dantian und führen Sie die Übungen in aller Ruhe aus, damit die Energie folgen kann.

Intensivierung der 8 Brokate für die Erde

Bei den **Übungen der 8 Brokate** (Seite 129) sollten alle Übungen langsam und mit Bedacht ausgeführt und die folgenden Bewegungen sollten betont werden:

Übungsteil 1:
Die Übung stärkt die Wärme- und Energieverteilung im Körper und bewegt Qi durch die 3 Wärmeetagen des Körpers. Bleiben Sie während der Übung mit der Aufmerksamkeit im unteren Dantian.

Übungsteil 3:
Überwiegend wird das Element Erde gestützt und harmonisiert. Durch das Heben und Senken der Arme schaffen Sie Platz im Oberbauch und massieren leicht Magen und Darm.

Der Kleine Kreis

Führen Sie den Kleinen Kreis (Seite 130) aus. Diese Übung bewegt die Energie im Bereich der Verdauungsfunktion und löst Blockaden. Bei aufsteigenden Energien wie beispielsweise Sodbrennen, Aufstoßen, Völlegefühlen oder Übelkeit sollte der Kleine Kreis nicht bis zur Mitte der Brust gehoben werden, sondern bereits etwas darunter (je nachdem, wo es angenehm ist) abgesenkt werden.

Kleine Mitten-Übung

Wenden Sie aus der Grundhaltung die Hände vor dem Bauch, sodass die Handflächen Richtung Erde, die Finger zur Mitte zeigen. Beim Einatmen heben Sie die Hände in einer Kreisbewegung entlang der Seiten über den Kopf und schauen gleichzeitig mit den Augen nach oben – Ihr Kopf ist nur wenig nach oben ausgerichtet. Ihre Handflächen zeigen zum Himmel. Beim Ausatmen gehen Sie leicht in die Knie und senken die Arme seitlich locker gestreckt langsam bis auf Schulterhöhe. Ihre Handflächen zeigen zur Erde. Halten Sie inne. Kehren Sie von hier zur Grundhaltung zurück. Diese Übung können Sie ruhig täglich mehrfach wiederholen.

Der Mitten-Laut »Hu«

Wirkung Diese Übung kräftigt die mittlere Verdauungsfunktion und leitet aus. Wenn man die Augen öffnet, dann verstärkt sich die Wirkung und hilft zum Beispiel gegen Magenbeschwerden oder bei Sodbrennen.

Das sollten Sie wissen Der Mittenlaut »Hu« wird »Huh« gesprochen. Führen Sie diese Übung langsam und mit Bedacht aus, denn das Element Erde mag es gemütlich und ruhig. Bei dieser Übung können die Augen geöffnet oder geschlossen sein. Bei geöffneten Augen und je deutlicher der Laut gehaucht wird, desto mehr überschüssige Energie kann ausgeleitet werden.

Die Übung kann im Stehen (in der Grundhaltung, Seite 128) oder, wie nachfolgend beschrieben, im Sitzen (auf der Vorderkante eines normalen Stuhles) durchgeführt werden.

Durchführung im Sitzen Beide Füße stehen fest auf dem Boden. Ihr Rücken ist gerade, die Hände ruhen vor dem unteren Dantian. Schultern und Nacken sind entspannt. Atmen sie ruhig ein und aus. Stellen Sie sich vor, wie ein inneres Lächeln sich ausbreitet, und sammeln Sie die Energie im unteren Dantian wie in der »Dantian-Übung« beschrieben (Seite 129). Stellen Sie eine innere Verbindung zu Ihrem Oberbauch mit den aus chinesischer Sicht wichtigen Organen Milz und Magen her. Versuchen Sie sich einzufühlen und finden Sie heraus, wie diese Organe sich fühlen. Sind sie ruhig und entspannt oder sorgenvoll und schwach? Mit dem Einatmen breiten Sie die Arme zur Seite aus. Beim Ausatmen beugen Sie die Ellbogen und kommen mit den Armen nach vorn auf Höhe von Milz und Magen, bis die Fingerspitzen den Bauch dort berühren. Die Außenseiten der Fingerspitzen kommen dabei in Kontakt. Beim Ausatmen hauchen Sie das »Huh« und senden gelbes Licht in diese Bereiche. Ihr Mund ist dabei wie beim Kerzenausblasen geformt, die liegt Zunge locker im Mund. Ihre Fingerspitzen drücken gleichzeitig leicht in die lockere Bauchdecke. Wiederholen Sie die Übung mindestens 6 Mal und bis zu 36 Mal, wenn Sie Schwierigkeiten im Oberbauch haben. Schließen Sie mit der Dantian-Übung ab.

Qigong-Übungen für das Element Metall

Zu den Einflussbereichen des Metall-Elementes gehören unter anderem die Atemwege, die Haut und der Dickdarm. Ihnen allen gemeinsam ist, dass sie eine große Oberfläche haben, die von Trockenheit bedroht und damit anfällig für Regulationsstörungen ist. So kann es sein, dass sich zähe Schlacken wie beispielsweise bei Bronchitis, Nasennebenhöhlenentzündungen oder Asthma im Bereich der Atemwege befinden, Akne oder Nesselsucht auftritt oder die Verdauung gestört wird.

Achten Sie bei jeder Übung auf eine ruhige und rhythmische Atmung – ein gleichmäßiger Takt und Ordnung (auch im Lebensstil) stärken das Metall-Element.

Bei der Meridian-Massage (Seite 129) können einige Akupressurpunkte hervorgehoben werden zum Beispiel **Dickdarm 4** (Seite 53), **Lunge 7** (Seite 58), **Magen 36** (Seite 57) oder **Ren Mai 17** (Seite 56), die die Metall-Energien unterstützen.

Stärken Sie zunächst die Energie im unteren Dantian mit der **Dantian-Übung** (Seite 129).

Auch der **Kleine Kreis** (Seite 130) ist eine sehr gute Übung für das Metall-Element, da er die Energie zwischen dem Brustkorb in dem Unterbauch reguliert. Insbesondere das Absenken der Atmung und die tiefe Einatmung werden unterstützt und gebessert.

Intensivierung der 8 Brokate für das Metall

Bei den Übungen der 8 Brokate (Seite 129) sollten der Rhythmus und die Atmung betont werden.

Übungsteil 1:
Die Übung weitet den Brustkorb und stärkt die Regulation durch alle 3 Etagen des Körpers. Bleiben Sie mit der Aufmerksamkeit im unteren Dantian.

Übungsteil 2:
Gestaute Energie wird abgeleitet. Die Verbindung zwischen Wasser und Metall wird gebessert, sodass etwa asthmatische Beschwerden oder Brustenge beeinflusst werden.

Übungsteil 3:
Überwiegend wird das Element Erde gestützt und harmonisiert. Dies trainiert die

Durchlässigkeit der Körpermitte zum Beispiel für die Atmung. Der kleine Kreis wird als Übung mit durchgeführt und stärkt das Absenken der Atemfrequenz.

Übungsteil 6:
Das Rhythmische und Koordinative unterstreicht den Takt der Atmung und stärkt die Metall-Energie.

Die Lunge atmet auf

Stehen Sie in der Grundhaltung (Seite 128) und stellen Sie sich vor, dass ein inneres Lächeln sich in Ihnen ausbreitet. Drehen Sie Ihren Rumpf spiralförmig mindestens 3 Mal ruhig und anschließend 3 Mal dynamisch nach links und rechts. Die Bewegung aus dem Becken muss leichter und freier werden.

Die Arme lassen Sie entspannt hängen. Machen Sie lockere Fäuste oder Hohlfäuste und schwingen Sie die Arme im Rhythmus der Drehungen so weit mit, dass sie in der Endbewegung leicht gebeugt sind und am Rumpf leicht anprallen. Automatisch sollten Sie die Bewegung so steuern, dass die eine Faust auf der Mitte des Brustbeines auf Höhe von Ren Mai 17 (Seite 56) und die andere Faust in der Mitte der Wirbelsäule gegenüber dem Bauchnabel ankommt – dort liegt der wichtige Akupunkturpunkt Ming Men, Du Mai 4 (Seite 62) – »Lebensbestimmung«. Durch diese Übung wird der Brustkorb befreit und gestaute Energie in Bewegung versetzt, gleichzeitig lösen sich gestaute Emotionen wie Trauer oder Sorgen. Durch die Stützung der Energie im Wasser-Element (im Ming Men) werden alle Lebensprozesse unterstützt. Diese Übung sollte mindestens 5 Minuten dauern, gern auch bis zu 30 Minuten, dann lösen sich gestaute Energien besser. Beenden Sie sie mit der **Dantian-Übung** (Seite 129).

Der Laut »Xie«

Wirkung Diese Übung befeuchtet die Atemwege und trainiert das Loslassen.

Das sollten Sie wissen Der Laut »Xie« wird »chhiäh« gesprochen. Ziehen Sie dabei die Mundwinkel nach außen und zischen Sie den Laut durch die Zähne. Bei dieser Übung können die Augen geöffnet oder geschlossen sein. Die Übung kann im Stehen (in der Grundhaltung, Seite 128) oder, wie nachfolgend beschrieben, im Sitzen (auf der Vorderkante eines normalen Stuhles) durchgeführt werden.

Durchführung im Sitzen Beide Füße stehen fest auf dem Boden. Der Rücken ist gerade, die Hände ruhen vor dem unteren Dantian. Schultern und Nacken sind entspannt. Atmen sie ruhig ein und aus. Stellen Sie sich vor, wie ein inneres Lächeln sich ausbreitet, und sammeln Sie die Energie im unteren Dantian wie in der »Dantian-Übung« (Seite 129) beschrieben. Beim Einatmen heben Sie Ihre Arme seitlich nach oben, die Handflächen zeigen zueinander, die Finger zum Himmel. Beim Ausatmen nähern sich die Hände und Fingerspitzen über dem Kopf einander an, bis die Handrücken sich berühren. Nun beim Einatmen die Hände wenden, sodass die Handinnenflächen zum Himmel zeigen, dabei den Kopf in den Nacken legen und durch einen Spalt zwischen den Händen leicht in Richtung Himmel sehen. Die Ellbogen sind dabei gebeugt und befinden sich seitlich auf Höhe der Ohren. Beim Ausatmen machen Sie den Laut »S« und stellen sich vor, dass schönes weißes Licht Ihren Brustkorb erfüllt.

Beim Ausatmen lassen Sie die Arme seitlich am Körper sinken, der Kopf kommt in die Ausgangsstellung zurück. Spüren Sie nach, wie die Energie den Brustraum jetzt durchdringt.

Sammeln Sie die Energie im unteren Dantian und beginnen Sie ein weiteres Mal.

Wiederholen Sie die Übung mindestens 9 Mal (bis 36 Mal, wenn Sie Schwierigkeiten beim Atmen haben).

Qigong-Übungen für das Element Wasser

Für die Erfüllung des Kinderwunsches ist vor allem und grundlegend die Kraft des Wasser-Elementes neben der guten Funktion des Holz-Elementes wichtig. Die Energien des Wasser-Elementes lassen sich durch den Lebensstil beeinflussen, das heißt schwächen oder stützen. Im heutigen Medienzeitalter sitzen wir alle vermehrt am Schreibtisch und nutzen die Augen und das Gehirn anders, als es die Natur vorgesehen hat. Dies führt, zusammen mit ungünstigem Schlafverhalten und unpassender Ernährung, zu einer Schwächung der Energien und Reserven in dem Bereich der Fruchtbarkeit und Lebenskraft.

Menschen mit geschwächten Energien im Element Wasser leiden häufig unter Kältegefühlen und eventuell Beschwerden im Bereich der Blase, Niere, Hoden und Prostata, oder der Knochen und Bandscheiben. Einige Menschen haben mit Ängsten und Befürchtungen zu tun oder Traumata blockieren Ihre Energieflüsse.

Im Rahmen des Kinderwunsches sind der Eisprung und die Eizelle ein Pendant für das Yang und Yin des Wasser-Elementes der Frau. Beim Mann sind ein Teil der Erektionsfähigkeit und die Ejakulation eine Funktion des Yang, Anzahl und Form der Spermien entsprechen der Qualität des Yin im Wasser-Element. Alle in diesem Buch dargestellten Übungen haben einen Anteil, der das Wasser-Element unterstützt, denn die **Dantian-Übung** (Seite 129) ist zur Stärkung des Wasser-Elementes sehr gut geeignet. Konzentrieren Sie sich daher bei allen Qigong-Übungen auf dieses Zentrum.

Den Akupressurpunkt **Niere 3** (Seite 60) sollte man bei einer **Meridian-Massage** (Seite 129) einbauen. Auch das Reiben und Kreisen mit den Händen beidseits auf den Lenden, Blase 23 (Seite 65), unterstützt das Wasser-Element und die Konzentration auf das sogenannte **hintere Dantian**. Das hintere Dantian entspricht dem Akupunkturpunkt **Du Mai 4** (Seite 62), der mittig hinten auf der Wirbelsäule zwischen dem 2. und 3. Lendenwirbel liegt.

Intensivierung der 8 Brokate für das Wasser

Bei den Übungen der **8 Brokate** (Seite 129) sollte Ihre Vorstellungskraft in die Wurzel gehen. Dort liegt unter unseren Füßen das wichtige energetische Zentrum Niere 1 (**Yongquan**, »die emporsprudelnde Quelle«). Weiterhin sollte man auf den Bereich des unteren Dantian achten.

Übungsteil 2:
Durch das Auseinanderstellen der Beine in den sogenannten Pferdschritt werden die Yin-Energiebahnen (Nieren-Leitbahn) des Wasser-Elementes gestärkt. Indirekt wird

dadurch auch die Verbindung zwischen dem Feuer- und dem Wasser-Element gefördert, wodurch ggf. Unruhe gelindert und Schlaf gefördert wird.

Übungsteil 7:
Beim **Pferdschritt** sollte der Körper leicht sinken, um die Kräftigung zu unterstreichen. Dabei sollte man seine Aufmerksamkeit auf die Energiezentren **Yongquan** unter beiden Füßen lenken und die Kräfte dort konzentrieren. Das Holz- und das Wasser-Element sind in dieser Übung verbunden. Dadurch kann einem gestauten Holz-Element entgegengewirkt werden.

Der Laut »Chui«

Wirkung Diese Übung stärkt den Bereich der Nieren-Energien und damit das Element Wasser.

Das sollten Sie wissen Der Nierenlaut »Chui« wird »tschueei« gesprochen. Die Übung kann im Stehen (in der Grundhaltung, (Seite 128) oder, wie nachfolgend beschrieben, im Sitzen (auf der Vorderkante eines normalen Stuhles) durchgeführt werden.

Durchführung im Sitzen Beide Füße stehen fest auf dem Boden. Ihr Rücken ist gerade, die Hände ruhen vor dem unteren Dantian. Schultern und Nacken sind entspannt. Atmen Sie ruhig ein und aus. Stellen Sie sich vor, wie ein inneres Lächeln sich ausbreitet, und sammeln Sie die Energie im unteren Dantian wie in der »Dantian-Übung« (Seite 129) beschrieben. Umfassen Sie die Knie mit beiden Händen und beugen Sie den Oberkörper nach vorn, sodass eine leichte Spannung im unteren Rücken entsteht. Atmen Sie tief ein und sprechen Sie den Nierenlaut »tschueei« sanft und

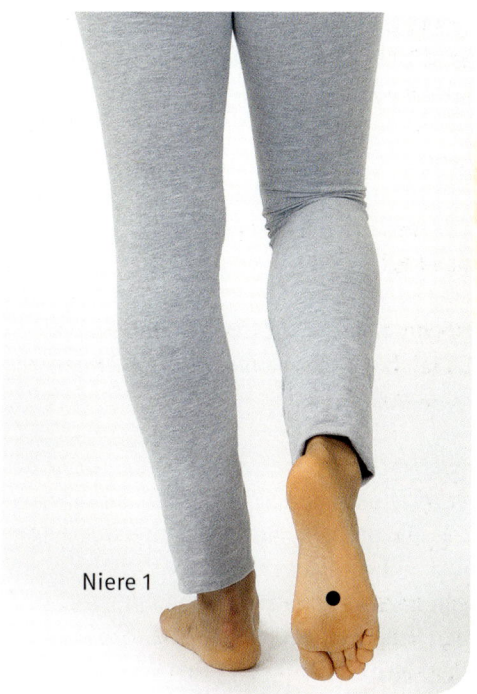

Niere 1

beständig aus. Stellen Sie sich dabei vor, wie der Bereich im unteren Rücken auf Höhe der Nieren mit schönem tiefblauem Licht geflutet wird. Kehren Sie zurück in die Ausgangsstellung. Wiederholen Sie die Übung mindestens 6 Mal.

Entspannung und Stressreduktion

»An einem ruhigen Fluss ist das Ufer voller Blumen«, lautet ein Sprichwort aus China.

Der negative Einfluss von Stress auf die Fruchtbarkeit von Mann und Frau ist nachgewiesen. Vor allem eine psychische Daueranspannung führt zu Regulationsstörungen, die auch die Sexualhormone beeinflussen. Häufig ist uns diese Anspannung gar nicht bewusst, so sehr sind wir inzwischen daran gewöhnt. Zudem führt eine ungewollte Kinderlosigkeit mit der Zeit auch zu erhöhter innerer Anspannung und damit am Ende zu körperlichem Stress.

Entspannung ist gut, um schwanger zu werden

Bewegungs- und Entspannungsverfahren sind bekanntermaßen zwei Methoden, die hervorragend zum Stressabbau sowie zu Schmerzreduktion und einem guten Schlaf beitragen können.

Aber auch Lebensstilveränderungen, wie das Bewusstmachen von Stressoren zum Beispiel mit psychotherapeutischer Unterstützung oder ggf. die Reduktion von Arbeitsbelastungen oder anderen negativen Einflüssen, können je nach Fall erheblich zur Entspannung beitragen.

In mehreren Studien konnte inzwischen gezeigt werden, dass eine begleitende Gesprächstherapie oder ein trainiertes Entspannungsverfahren zu einer erhöhten Einnistungs- und Austragungsrate im Rahmen von künstlichen Befruchtungen führte. Eine andere Studie bei künstlicher Befruchtung hat gezeigt, dass eine Entspannungsmassage zu Beginn der Einnistung (an Tag 5 nach der Befruchtung der Eizelle) ebenfalls zu mehr Schwangerschaften führte. Das legt nahe, dass eine erweiterte Stressreduktion die Schwangerschaftschancen auch bei natürlicher Befruchtung erhöht.

Einfache Methoden, mehr Entspannung zu finden

Verschiedenen Methoden, die in diesem Buch vorgestellt werden, sind geeignet, um zu mehr Entspannung zu kommen. Weitere einfache Verfahren sind zum Beispiel, die eigenen **Gedanken** zum Thema Kinderwunsch zu beobachten. Versuchen Sie aufkommende negative Gedanken rund um den Kinderwunsch zu vermeiden. Falls Sie solche Gedanken kennen, korrigieren Sie sie möglichst und formulieren Sie sie positiv um, zum Beispiel »mit jedem Tag oder Zyklus komme ich meinem Wunschkind ein Stückchen näher«. Untersuchungen der Psychoneuroimmunologie haben die Wirksamkeit diese Methode in neuerer Zeit unterstrichen. Verankern Sie bewusst und wiederholt diese positiven Gefühle tief im Innern und holen Sie sie regelmäßig hervor, damit Sie eingefahrene Wege ändern und sowohl geistige als auch körperliche Blockaden verlassen können. Sie finden in diesem Kapitel auch eine Fantasiereise, die ein weiteres Beispiel für diese Methodenform ist.

Auch auf andere Weise können Sie den Geist beeinflussen und zu mehr Entspannung kommen. In der **Aromatherapie** wird beispielsweise mit den Düften ätherischer Öle Einfluss genommen. Unser Geruchssinn ist der älteste unserer Sinne und stimuliert unser Gehirn und die anhängigen Funktionen intensiv. Nehmen Sie ein Duftbad oder nutzen Sie Duftöle, die Lust und Entspannung fördern. Geeignete Düfte sind zum Beispiel

> ### Massageöl zur Aromatherapie
>
> Auch ein Massageöl eignet sich als zusätzliche Aromatherapie. Hier ein Vorschlag für Frauen zur Entspannung: Mischen Sie 5 Tropfen Rose, 20 Tropfen Jasmin, 5 Tropfen Muskatnuss in 30 ml Mandelöl.

Jasmin, Lavendel, Orangenblüte, Rose oder Vanille.

Achten Sie auf erholsamen Schlaf!
Ein gesunder und erholsamer Schlaf ist ebenfalls sehr wichtig, um körperlichen Stress zu reduzieren bzw. ihn nicht durch Schlafmangel zu provozieren. Nachweislich ist die Leistungsfähigkeit von Körper und Geist bei Schlafmangel reduziert. Im Kapitel über Kräuteranwendungen und Akupressur finden Sie ebenfalls Tipps, die zu besserem Schlaf verhelfen.

Beachten Sie bei Ein- oder Durchschlafstörungen folgende Regeln:
- Leben Sie einen gleichmäßigen Rhythmus.
- Gehen Sie täglich etwa zur selben Uhrzeit ins Bett, auch am Wochenende.
- Trinken Sie wenig oder keinen Alkohol.
- Trinken Sie keinen Kaffee, grünen oder schwarzen Tee nach 14.00 Uhr.
- Dunkeln Sie das Schlafzimmer voll ab, auch die Leuchtziffern am Wecker sollten abgedeckt sein, nutzen Sie ggf. eine Schlafbrille.
- Entfernen Sie so weit wie möglich alle elektronischen Geräte aus dem Schlafzimmer.
- Ein Mobiltelefon sollte abgeschaltet sein und nicht näher als 1,5 m vom Bett entfernt liegen.
- Keine Steckdosen in weniger als 1 Meter Umkreis um Ihren Kopf.
- Eine Stunde vor dem Zubettgehen keinen Fernseher oder Computer-Bildschirm mehr ansehen, denn das Hintergrundlicht hält uns nach dem Abschalten noch länger wach.
- Sorgen Sie für ausreichend warme Füße und einen atmungsaktiven Stoff beim Schlafanzug oder Nachthemd.

- Führen Sie gegebenenfalls ein Ritual ein, das Ihnen beim Einschlafen hilft, wie ein langweiliges Buch lesen oder ein langweiliges Hörbuch hören, oder machen Sie Entspannungsübungen.
- Etwas Warmes zu trinken beruhigt ebenfalls den Geist, z. B. heißes Wasser.
- Lavendel-Geruch entspannt, ggf. nehmen Sie ein Bad mit einem beruhigenden Duft.
- Wenn Sie nachts wach werden, machen Sie möglichst kein Licht an – auch nicht wenn Sie zur Toilette müssen.

Grundsätzlich sind körperliche Zuwendung zum Beispiel in Form von Massagen und Wellness sowie eine Erholung durch einen längeren Urlaub ebenfalls gut geeignet, um Stress abzubauen. Eine tiefere Erholung durch Urlaub findet nachweislich jedoch erst ab einem 3-wöchigen Urlaub statt.

Yoga –
Entspannung für Körper und Geist
Yoga ist ein Mind-Body-Verfahren, das Körper und Geist kombiniert anspricht. Tatsächlich zeigen Studien, dass Yoga nicht den Kreislauf trainiert oder die Ausdauer verbessert. Es wirkt eher über den Geist auf den Körper und ist daher unter den Entspannungsverfahren zu finden. Die ausgleichende Wirkung von Yoga ist unmittelbar zu spüren, und je länger man Yoga übt, desto schneller setzt die Entspannung ein, und desto länger hält sie an.

Yoga gehört zu den bekannten und sich ständig weiter verbreitenden Mind-Body-Verfahren. Es hat seinen Ursprung vor über 3000 Jahren in Indien und umfasst verschiedene Vorstellungen und Übungen, die Körper und Geist reinigen sollen. Es gibt ursprünglich vier Hauptgruppen von Yoga:

- Bhakti-Yoga – eine religiöse Form
- Inana-Yoga – eine philosophische Form
- Karma-Yoga – der Weg der Tat
- Raja-Yoga – körperliche und geistige Kontrolle (der bei uns im Westen verbreitete Yoga-Weg)

Yoga wird bei uns meist als eine Mischung aus Körper-, Atem- und Meditationsübungen gelehrt – also als Raja-Yoga. Heute wird bei uns das Raja-Yoga in weiteren verschiedenen Stil-Richtungen unterrichtet.

Bekannte Stile sind das Hatha-Yoga oder das Kundalini-Yoga. Allen Stilen gemeinsam ist, dass sie die Entspannung, die Gesundheit und die Selbstheilungskräfte fördern, was in vielen wissenschaftlichen Studien nachgewiesen wurde. Finden Sie heraus, welche Unterform von Yoga Ihnen am meisten liegt, denn Yoga ist ein individuelles Verfahren.

Yoga basiert auf einem Menschenbild, das auf Zuwendung und Respekt beruht und auf die Potenziale und Ressourcen eines Menschen vertraut. Yoga muss als therapeutisches Instrument zu einem Menschen passen. Das bedeutet, dass es nicht für jeden die geeignete Methode ist. Ihr Yoga muss sich eng und ausschließlich an Ihrem Anliegen, Ihren besonderen Gegebenheiten und Möglichkeiten orientieren. Yoga »von der Stange« wird somit nicht so effektiv sein wie ein individualisiertes Programm, dass ein guter Yoga-Lehrer für Sie zusammenstellt.

Das Übungssystem des Yoga ruht im Wesentlichen auf drei Säulen:
- den Körperübungen (Āsanas) – sicher der bekannteste Aspekt des Yoga
- den besonderen Atemtechniken (Prānāyamas) – sie werden viel im therapeutischen Rahmen genutzt
- der Meditation – wozu im Yoga verschiedene Techniken entwickelt wurden.

Durch regelmäßig praktiziertes Yoga können direkte Verbesserungen bei körperlichen und psychischen Funktionen eintreten. Zum Beispiel kann Ihr Rücken stabiler und weniger schmerzanfällig werden, Ihre Stressreaktionen werden reduziert, Ihr Schlaf verbessert sich, der Blutdruck wird gesenkt oder eine emotionale Verstimmung bessert sich. Zum anderen hilft das Praktizieren von Yoga, die eigene Wahrnehmung zu beeinflussen: Man erlebt sich selbst und die Welt angemessener, und erkennt die eigene Person, seine Möglichkeiten und Grenzen sicherer. Vor allem kann man lernen, bestimmte Gegebenheiten anzunehmen, und man wird mutiger, wenn es darum geht, diese notfalls zu verändern.

Körper und Geist werden freier, klarer und flexibler, und dies reduziert Stress. Die geistige und körperliche Entspannung und Regulation fördern neben der allgemeinen Gesundheit auch die hormonelle Regulation und die Lust. In vielen Städten finden Sie auch Kurse zum Fruchtbarkeits- oder Hormonyoga, bei dem Sie spezifischere Yogaübungen erlernen können, die Ihre Bemühungen, schwanger zu werden, unterstützen.

Yoga ist eine anerkannte Methode in der Gesundheitsprävention und wird durch die gesetzlichen Krankenversicherungen gefördert. Von den Kosten eines Yoga-Kurses kann man bis zu 80 % durch seine Krankenversicherung erstattet bekommen, wenn der Kurs(-leiter) entsprechend zertifiziert

> **Hormon-Yoga**
>
> Diese Form von Yoga wirkt auch auf hormoneller Ebene und kann Ihnen daher dabei helfen, Ihre Fruchtbarkeit zu verbessern. Es aktiviert die Ausschüttung von Hormonen in der Hirnanhangdrüse, den Eierstöcken, der Schilddrüse und den Nebennieren und wird daher von vielen Frauen auch gegen typische hormonbedingte Beschwerden angewendet.
> Ein Beispiel für Hormon-Yoga ist das Luna-Yoga, eine Mischung aus Yoga, Beckenbodentraining, Visualisierungsübungen und Tänzen. Es wurde von Adelheid Ohlig entwickelt. Da sich Luna-Yoga (Luna = Mond) nach den Mondphasen richtet und genau wie unser Zyklus über 28 Tage geht, gibt es für jede Zyklusphase bestimmte Übungen, zum Beispiel Übungen die den Eisprung stimulieren.
> Am besten erlernt man Luna-Yoga in einem entsprechenden Kurs.

ist. Insbesondere als Anfänger sollten Sie am besten einen Kurs besuchen und sich regelmäßig anleiten lassen. Denn falsch angewendet können Yogaübungen auch schaden. In der Schwangerschaft sollten Sie ebenfalls vorsichtig sein.

Autogenes Training zur positiven Selbstbeeinflussung

Etwa um 1920 wurde die hypnotische Selbstbeobachtung durch den deutschen Prof. J.H. Schultz entdeckt und beschrieben. Aus der Entdeckung dieser Tiefenentspannung (Hypnose) entwickelte er die Möglichkeit der positiven Selbstbeeinflussung. Autogenes Training bedeutet »sich selbst (griechisch = autos) erzeugendes (griechisch = genos) Üben«. Bei der Anleitung der Übungen werden von außen Impulse an Sie weitergegeben, die Sie selbst in sich fortführen (autogen).

Die häufig bekannten Sätze aus der Anleitung des Autogenen Trainings wie beispielsweise »Mein linkes Bein wird schwer, mein linker Fuß wird warm« führen während der Übung zu tatsächlicher Wahrnehmung der Schwere eines Beines und zum Warmwerden des Fußes. Diese Technik, über das Lenken von Gedanken den Körper zu beeinflussen, wird heute in vielen verschiedenen Mind-Body-Verfahren angewendet. Autogenes Training ist dabei ein Klassiker der Mind-Body-Verfahren.

Das Ziel von Autogenem Training ist nicht nur, in einen entspannten Zustand zu kommen, sondern in diesem Zustand selbst Veränderungen hervorzurufen, die durch unseren Körper fließen und damit wahr werden. Das Autogene Training ist somit geeignet, Krankheitserscheinungen wie etwa Schmerzen entgegenzuwirken oder zu einer verbesserten hormonellen Regulation zu führen.

Jeder sollte das Autogene Training auf seine persönliche Weise erleben und sich offen und vorurteilsfrei durch den Kurs führen lassen.

Die ersten Grundübungen des Autogenen Trainings sind Schwere- und Wärmeübungen. Im weiteren Verlauf folgen Atemeinstellung, Regulierung der Bauchorgane, Einstellung des Kopfgebietes und die Herzregulierung. Bei diesen fortgeschrittenen Regulationsübungen sollte man sich nicht durch kurzfristig ausbleibenden Erfolg entmutigen lassen, sondern bei Schwierigkeiten einen Kursleiter um Rat fragen. Wiederholtes Üben und die Überwindung dieser inneren (Energie-)Blockaden birgt die große Chance, die Möglichkeiten der Selbstbeeinflussung zu steigern.

Auch wenn andere Verfahren manchmal schnellere Erfolge und körperliche Veränderungen hervorrufen, so ist der Langzeiteffekt Autogenen Trainings häufig sehr gut. Das Autogene Training hat eben auch außerhalb der Übungen einen Effekt und lässt sich im Alltag integrieren. Die gelernte Entspannung kann mit der Zeit schnell hergestellt werden, ohne dass man gezielt darauf achten muss.

Sehr unruhigen Menschen, die beim 5-Elemente-Test (Seite 25) bei Feuer oder Holz eine höhere Punktzahl haben, ist das Autogene Training manchmal »zu ruhig«. Diesen Personen empfehle ich eine andere Form des Entspannungstrainings: die Progressive Muskelentspannung nach Jacobson, die Sie in Kapitel »Progressive Muskelentspannung für tiefe Ruhe« (Seite 147) finden.

Autogenes Training ist eine anerkannte Methode in der Gesundheitsprävention und wird durch die gesetzlichen Krankenversicherungen gefördert. Von den Kosten eines Kurses kann man bis zu 80 % durch seine Krankenversicherung erstattet bekommen, wenn der Kurs(leiter) entsprechend zertifiziert ist. Aber auch für das Autogene Training gilt: Man kann es falsch machen. Daher empfiehlt sich das Besuchen eines Kurses.

Fantasiereisen zur Mobilisierung der Selbstheilungskräfte

Fantasiereisen sind frei erfundene Geschichten, die durch positive Assoziationen körperliche Abläufe verändern. Der Reisende kann seine Gedanken und Gefühle in eigenen Bildern erleben und in positive Bahnen lenken und so seine Selbstheilungskräfte mobilisieren und Stress reduzieren.

In der Regel werden Sie durch die Handlung geführt und stellen sich diese als möglichst wahr vor. Sie können sich auch selbst eine Fantasiereise ausmalen und regelmäßig vor dem inneren Auge anzusehen. Fantasiereisen dauern zwischen 10 und 15 Minuten und können ohne Vorkenntnisse begonnen werden. Sie bieten alle Möglichkeiten, gezielt Probleme als gelöst zu betrachten und damit Blockaden zu überwinden.

Ähnlich wie beim Autogenen Training oder der Progressiven Muskelentspannung können Sie einen tiefen Entspannungszustand erreichen. Vorgestellte Gerüche, Geschmäcker, Tastempfindungen oder Klänge dienen dazu, das Bewusstsein des Reisenden so plastisch und intensiv wie möglich ins Geschehen versetzen, um dadurch im Gehirn die entsprechenden Botenstoffe zu aktivieren. Fantasiereisen machen sich tatsächlich das Zusammenspiel von Körper und Seele zunutze, indem sie durch die Vorstellung die Aktivität von Nervenzellen, Organen und das Hormonsystem beeinflussen.

Durch die freie Vorstellung kann der Reisende neue konstruktive Verhaltensweisen und gedankliche Konzepte ausprobieren. Er kann seine vorherrschenden Gedanken um neue Ideen und Handlungsmöglichkeiten erweitern, kommt in Kontakt mit seinen ungenutzten inneren Ressourcen und kann sie verstärkt in den Alltag einbringen.

Haben Sie große Sorgen, weil Sie noch nicht schwanger sind, dann stellen Sie sich zum Beispiel genau vor, wie es sein wird, wenn Sie Ihr Baby zum ersten Mal im Arm halten, wie es riecht und sich anfühlt und wie Sie sich dabei fühlen.

Durch Wiederholungen werden diese Prozesse verstärkt. Eine gute Möglichkeit ist auch, sich eine Reise vorlesen zu lassen oder ein Hörbuch darüber zu haben.

Progressive Muskelentspannung für tiefe Ruhe

Dieses Verfahren der Mind-Body-Medizin wird auch Progressive Muskelrelaxation (PMR) oder nach seinem Namensgeber »Progressive Tiefenmuskelentspannungen nach Jacobsen (TME)« genannt. Es bietet einen pragmatischen und einfachen Einstieg in Entspannungstechniken.

Etwa zeitgleich mit dem Autogenen Training entstand um 1920 in den USA durch Edmund Jacobson die progressive Muskelentspannung. Im Unterschied zum Autogenen Training werden hier Erfolge bereits bei den ersten Übungen spürbar. Dadurch ist es für Menschen, die stark angespannt sind oder unter Schmerzen leiden, häufig gut geeignet. Das Wort »progressiv« bedeutet »fortschreitend« und meint in diesem Zusammenhang voranschreitende Entspannung.

Wie das Autogene Training ist auch die PMR gut erforscht, und obwohl die Verfahren unterschiedlich sind, führen sie doch zu gleichen positiven Veränderungen: in einen bewussten Zustand tiefer Ruhe gelangen und das allgemeine Wohlbefinden verbessern.

Zu den Entspannungsreaktionen gehören die Verlangsamung der Atmung und die Verminderung des Sauerstoffverbrauchs, das Absinken der Herzfrequenz und des (erhöhten) Blutdrucks, die Entspannung der Muskulatur sowie Veränderungen in den Gehirnströmen, die auf geistige Ruhe hinweisen. Regelmäßiges Training führt in der Regel dazu, dass auch bei Problemstellungen in Alltagssituationen mehr Ruhe gewahrt wird.

Prof. Jacobson beobachtete bei seiner Forschung, dass auf die Anspannung eines Muskels automatisch eine vertiefte Entspannung folgt. Aus dieser Erkenntnis entwickelten sich bis heute viele Übungen der PMR, bei denen sich Anspannen und Loslassen abwechseln, wobei die Entspannungsphase stets deutlich länger als die Anspannungsphase ist.

Zunächst muss der Anspannungsprozess der Muskeln von dem Übenden beobachtet und wahrgenommen werden, um die Wirkung der Entspannung wahrnehmbarer ins Bewusstsein zu heben und verinnerlichen zu können.

Es werden typischerweise 16 Muskelgruppen für diese Übungen ausgewählt. Dazu zählen Hände und Unterarme, Gesichtsmuskeln, Brust, Rücken, Bauch, Ober- und Unterschenkel sowie Füße. Diese sogenannte Langform kann auch in verkürzten Varianten geübt werden. Die Übungen können im Liegen oder im Sitzen ausgeführt werden. Entscheidend ist das Bewusstmachen der Veränderung und nicht die Häufigkeit der Wiederholungen.

Die Muskeln werden einzeln nacheinander etwa 10 Sekunden deutlich spürbar angespannt. Dabei soll ruhig weitergeatmet werden. Danach wird die Anspannung wieder vollständig (jeder auf seinem Niveau) gelöst und für 30 Sekunden ausgeruht. Während dieser Ruhepause gilt es, die jeweiligen Muskeln deutlich wahrzunehmen und auf die Empfindungen zu achten, die auf die weiteste Entspannung folgen. Leider gilt aber auch für PMR: Man kann es falsch machen. Daher empfiehlt sich der Besuch eines Kurses.

Progressive Muskelentspannung ist eine anerkannte Methode der Gesundheitsprävention und wird durch die gesetzlichen Krankenversicherungen gefördert. Von den Kosten eines Kurses kann man bis zu 80 % durch seine Krankenversicherung erstattet bekommen, wenn der Kurs(leiter) entsprechend zertifiziert ist.

Achtsamkeitstraining – Im »Hier und Jetzt« sein

Die Achtsamkeit ist ein spiritueller Übungsweg, der zu den Mind-Body-Methoden gehört und wissenschaftlich gut untersucht ist. Das Achtsamkeitstraining beschäftigt sich mit der Bedeutung des Augenblicks und den Bewertungen bzw. dem Mitgefühl, das wir uns und anderen entgegenbringen. Es ist ein innerer Zustand der Offenheit, Ruhe, Friedlichkeit und Freude, der erlernt werden kann. Die Tradition der Achtsamkeit kommt ursprünglich aus der buddhistischen Lehre. Sie wurde von Mönchen und Nonnen gepflegt, die dieser Übungspraxis ihr Leben geweiht hatten. Häufig finden Sie daher Angebote von Achtsamkeitskursen in alten Klöstern, die auch den äußerlichen Rahmen dafür geben, zur Ruhe zu kommen.

Kennen Sie das: Sie versuchen, viele Alltagsaufgaben so schnell wie möglich zu erledigen, damit am Ende Zeit bleibt für die eigentlich schönen Momente. Vieles auf dem Wege wird dabei als Hindernis und Zeitfresser bewertet, und Sie wünschen sich manchmal sogar, dass die Zeit schneller vergeht? Das sind langjährig geübte Gedanken, die in unserem Geist ihre Runden drehen. Das westliche Leben ist meist auf ein Ziel in der Ferne ausgerichtet: »Wann ist Feierabend?«, »Wann endlich Urlaub …?«, »Wenn ich in Rente bin, dann mache ich endlich, was ich will …«. Wer lebt wirklich im Jetzt?

Achtsames Verhalten ist ein Training, das Sie aus dem Hamsterrad dieser langjährig wiederholten Gedanken aussteigen lässt und Sie in den Augenblick, ins »Hier und Jetzt«, versetzt. Wie bei allen neuen Fertigkeiten muss auch diese Methode geübt werden, damit Sie sie beherrschen und Ihr Leben bewusster und selbstbestimmter leben.

Achtsamkeitstraining beginnt damit, dass Sie sich zunächst selbst beobachten. Dabei achten Sie zum Beispiel gezielt auf den Atem, auf Körperempfindungen oder Gedanken. Es ist ein Weg der Selbsterkenntnis, auf dem Sie sich am Anfang befinden. Dabei beginnen Sie fast automatisch, die Erkenntnisse über sich selbst zu überprüfen. Langfristig führt dieses Training zu deutlich mehr Lebenszufriedenheit und Gelassenheit.

Durch das Achtsamkeitstraining lernen Sie, Ihren Geisteszustand zu erkennen und aktiv zu gestalten. Menschen mit psychischen Problemen, beispielsweise mit Depressionen, profitieren besonders von dieser Methode. Denn es wird greifbar, dass psychisches Leiden durch den eigenen Geist geschaffen, verstärkt und unterhalten wird.

Eine andere Grundlage des Achtsamkeitstrainings ist das Mitgefühl mit sich und anderen. Die Basis dieser Idee ist, dass was in uns ist, wir auch anderen geben können. Es ist oft nicht einfach, für sich selbst Mitgefühl zu entwickeln, aber es wird leichter, fürsorglicher und eigenverantwortlicher mit sich umzugehen, wenn man es übt. Dadurch können viele Wunden betrauert und geschlossen werden und seelisches Leid gelindert werden.

Vier Grundlagen der Achtsamkeit soll man beachten:
- Achtsamkeit auf den Körper
- Achtsamkeit auf die Gefühle
- Achtsamkeit auf den Geisteszustand
- Achtsamkeit auf die Gedanken

Durch die wachsenden Ressourcen beginnen Gedanken und Gefühle neue Wege zu erobern, und im Sinne der Mind-Body-Medizin treten auch körperlich Veränderungen ein.

Achtsamkeit kann man auf verschiedenen Wegen üben. Im Autogenen Training, Yoga oder Qigong wird ebenfalls Achtsamkeit geübt. Auch Meditation ist eine Form von Achtsamkeitsübung.

In fast jeder Stadt finden Sie Achtsamkeitskurse, zum Beispiel nach Prof. Jon Kabat-Zinn (Mindfulness-Based-Stress-Reduction = MBSR), in denen Sie Übungen zur Körperwahrnehmung im Sitzen und im Gehen üben, auch Elemente des Yoga und Qigong fließen in den Kurs mit ein.

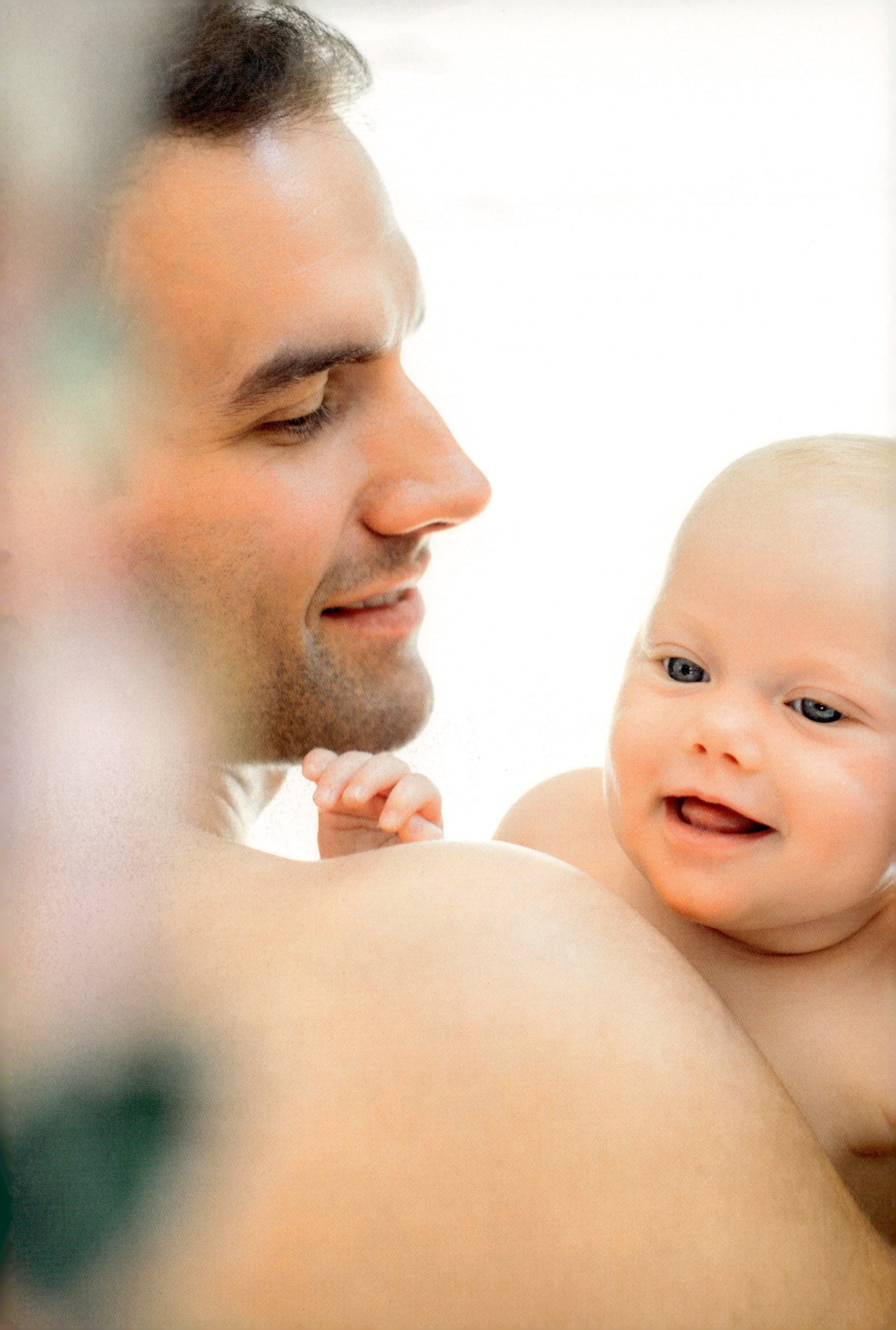

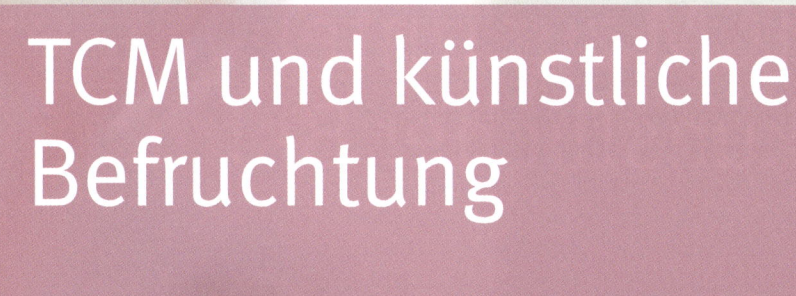

TCM und künstliche Befruchtung

Chinesische und westliche Medizin stehen keinesfalls in Konkurrenz miteinander, sie ergänzen sich hervorragend! Der Erfolg einer Kombinationstherapie spricht für sich.

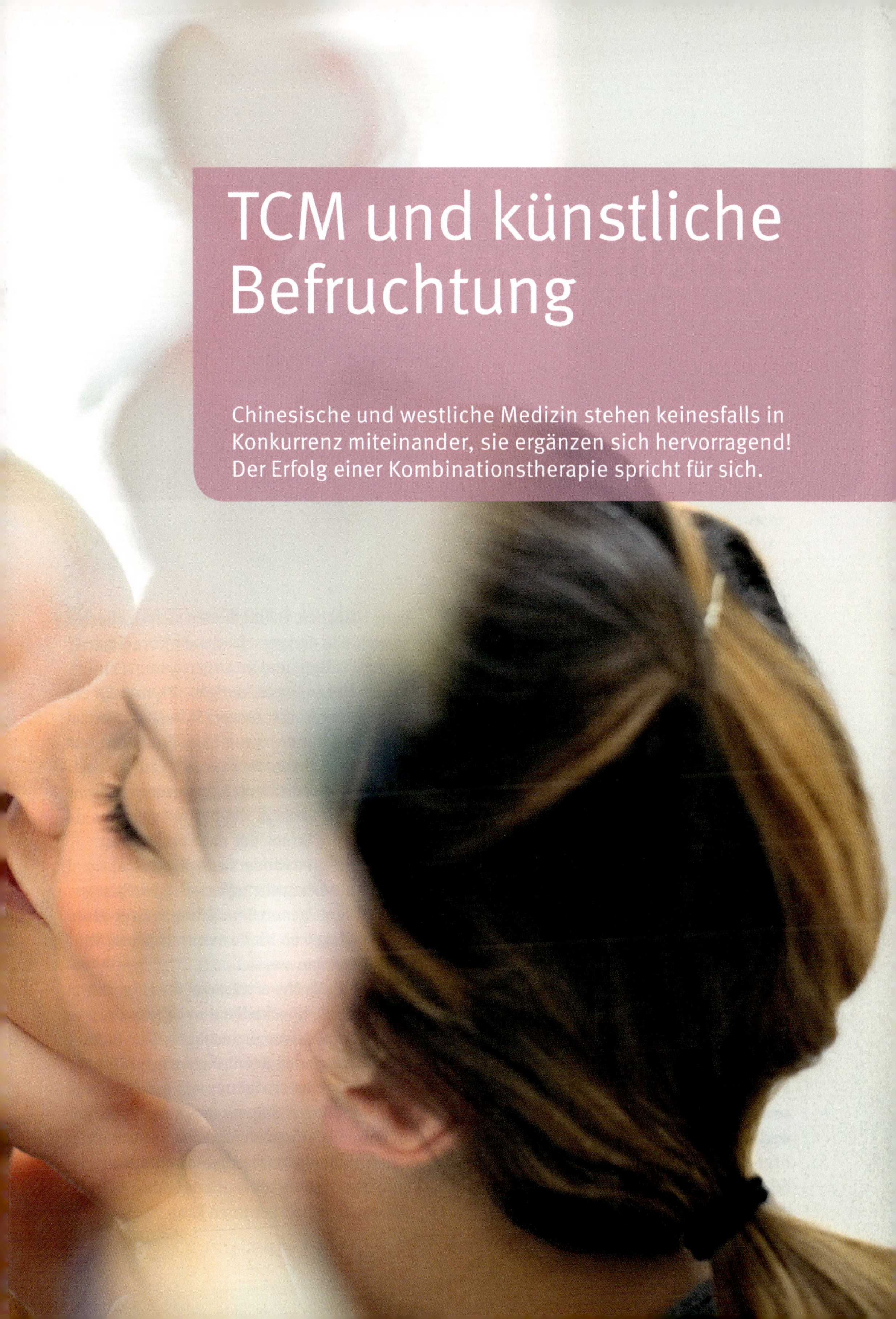

Service

Bücher, die weiterhelfen

Kinderwunsch-Ratgeber
Freundl, Gnoth, Frank-Hermann: **Kinderwunsch – neue Wege zum Wunschkind**, GU, München 2009

Gnoth, C, Noll, A.: **Kinderwunsch**, GU, München 2014

König, U: **Wir wollen ein Baby**, rororo, Hamburg 2003

Schweizer-Arau, A: **Hoffnung bei unerfülltem Kinderwunsch**, Stadelmann, Wiggensbach 2013

Schweizer-Arau, A: **Der sanfte Weg zum Wunschkind**, Kösel, München 2015

Einführungen in die TCM
Friedl, F: **Das Gesetz der Balance**, Goldmann Verlag, München 2016

Hecker, Peuker, Steveling, Kluge: **Handbuch Traditionelle Chinesische Medizin**, Anacond, Köln 2012

Hollweg, P, Schwarz, S: **Fernöstliche Heilkunst für die Seele**, TRIAS, Stuttgart 2010

Li, C: **Chinesische Medizin für den Alltag**, GU, München 2010

Li Wu: **TCM für jeden Tag**, Mankau, Murnau 2012

Schmincke, C: **Chinesische Medizin für die westliche Welt**, Springer, Heidelberg 2014

Sievers, S K, Loh, N W: **Das Wunder der Wandlung**, Shen Do, Stellshagen 2013

Akupunktur und Massage
Füchtner, V: **Heilende Selbstmassage**, blv, München 2006

Hecker, Hammes, Steveling, Peuker, Liebchen: **Taschenatlas Anatomie und Triggerpunkte**, TRIAS, Stuttgart 2015

Kolster, B C: **Heilen durch Fingerdruck**, Weltbild, Augsburg 2013

Lian, Chen, Hammes, Kolster: **Bildatlas der Akupunktur**, Könemann, Köln 1999

Mildt, C: **Praxis der Akupressur**, TRIAS, Stuttgart 2012

Molsberger, A: **So hilft mir die Akupunktur**, TRIAS, Stuttgart 2006

Wagner, D, Fatrai, A: **Tuina zur Behandlung und Selbstbehandlung**, Urban und Fischer, München 2008

Qi Gong
Engelhardt, Hildenbrand, Zumfelde-Hüneburg: **Leitfaden Qi Gong**, Urban und Fischer, München 2014

Guorui, J: **Qigong Yangsheng**, Fischer, Frankfurt am Main 2009

Hinterthür, P: **Qigong nach den fünf Elementen**, GU, München 2008

Zöller, J: **Das Tao der Selbstheilung**, BACOPA, Schiedlberg 2010

5-Elemente-Ernährung
Drees, A: **Typgerecht zum Wunschgewicht**, TRIAS, Stuttgart 2013

Schneider, K: **Kraftsuppen nach der Chinesischen Heilkunde**, Joy, Sulzberg 2009

Seifert, C: **Die Fünf-Elemente-Küche**, TRIAS, Stuttgart 2013

Temelie, B, Trebuth, B: **Das Fünf Elemente Kochbuch**, Joy, Sulzberg 2009

Hier finden Sie geeignete Therapeuten

Internationale Gesellschaft für Traditionelle Chinesische Medizin (SMS)
www.tcm.edu

Arbeitsgemeinschaft für Traditionelle Chinesische Medizin (AGTCM)
www.agtcm.de

Deutsche Ärztegesellschaft für Akupunktur (DÄGfA)
www.daegfa.de

Deutsche Gesellschaft für Chinesische Medizin (DGTCM)
www.dgtcm.de

TCM-Apotheken in Deutschland
www.tcm-apo.de

Wiener Schule für Traditionelle Chinesische Medizin
www.wstcm.at

Assoziation Schweizer Ärztegesellschaften für Akupunktur und Chinesische Medizin
www.akupunktur-tcm.ch

TCM-Praxis und Blog der Autorin

Dr. med. Dunja Petersen
Wrangelstraße 61
D-24105 Kiel
Tel: 0431/3182385
www.kinderwunsch.chinesische-medizin-kiel.de